随身听中医传世经典系列

总主编◎裴颢

清·陈复正◎撰

幼幼集成（下）

中国健康传媒集团
中国医药科技出版社

图书在版编目（CIP）数据

幼幼集成 /（清）陈复正撰 . —北京：中国医药科技出版社，2024.4
（随身听中医传世经典系列）
ISBN 978-7-5214-3019-6

Ⅰ . ①幼… Ⅱ . ①陈… Ⅲ . ①中医儿科学—中国—清代
Ⅳ . ① R272

中国版本图书馆 CIP 数据核字（2022）第 020723 号

| 策划编辑 | 白 极 | 美术编辑 | 陈君杞 |
| 责任编辑 | 王连芬 | 版式设计 | 也 在 |

出版　**中国健康传媒集团** | 中国医药科技出版社
地址　北京市海淀区文慧园北路甲 22 号
邮编　100082
电话　发行：010-62227427　邮购：010-62236938
网址　www.cmstp.com
规格　880 × 1230 mm $\frac{1}{64}$
印张　9 $\frac{5}{8}$
字数　338 千字
版次　2024 年 4 月第 1 版
印次　2024 年 4 月第 1 次印刷
印刷　北京金康利印刷有限公司
经销　全国各地新华书店
书号　ISBN 978-7-5214-3019-6
定价　46.00 元

获取新书信息、投稿、为图书纠错，请扫码联系我们。

目　录

上　册

卷之一

赋禀……………………………………………………1

护胎……………………………………………………3

指纹晰义………………………………………………5

　指纹切要附指纹三关图………………………………10

　三关部位歌……………………………………………12

　浮沉分表里歌…………………………………………12

　红紫辨寒热歌…………………………………………13

　淡滞定虚实歌…………………………………………15

　纹形主病歌……………………………………………16

小儿脉法 ···································· 17

《内经》脉要 ······························ 17

四脉主病 ································ 19

主证 ···································· 19

总括脉要歌 ······························ 19

脉证宜忌歌 ······························ 20

保产论 ···································· 21

难产七因 ································ 21

产要 ···································· 23

附血晕气脱案 ························· 28

小产论 ································ 31

初诞救护 ································ 47

调燮 ······································ 49

脐风证论 ·································· 50

用火口诀 ································ 54

集成神火图 ······························ 56

集成神火歌 ······························ 57

指明火穴 ································ 58

宜用火者 ································ 59

切忌火者 ·························· 60

夏禹铸治脐风灯火法附夏氏脐风火图 ····· 61

回生艾火附急救穴位图 ··············· 63

初生护持 ···················· 68

勿轻服药附冯楚瞻论 ··············· 70

药饵之误张景岳 ··················· 73

看病诀 ······················ 74

寿天辨 ······················ 76

面色部位图 ·················· 77

面部形色赋辨色分注 ············ 78

审颜色苗窍知表里之寒热虚实 ······ 86

简切辨证 ···················· 89

五脏所属之证 ················ 89

变蒸辨附景岳说 ··············· 92

卷之二

胎病论 ······················ 95

惊风辟妄喻嘉言论四段 集成论三段 ······ 105

录诸家惊风论辨注附　愚有小注以辨其惑 ·············· 110

辨明致妄之由易去惊字 ···························· 126

新立误搐类搐非搐分门别证············ 130

误搐二条论并方附　周虚中先生太阳血虚筋脉急治案二 ··· 130

柔痉伤风有汗为柔，风性软弱也 ·············· 131

刚痉伤寒无汗为刚，寒性刚劲也 ·············· 131

类搐十条论并方附 ·························· 139

暑证 ································· 139

疟疾 ································· 141

痢疾 ································· 142

咳嗽 ································· 144

丹毒 ································· 146

疮痈 ································· 147

痘疮 ································· 148

霍乱 ································· 150

客忤 ································· 151

中恶 ································· 153

非搐二条论并方附 ·························· 154

吐泻 ································· 158

　大惊卒恐幼科以此为急惊，故详辨明之 …………… 159

　附小儿时疫证治 …………………………………… 162

痫疾证治 ……………………………………………… 164

乳子伤寒证治 ………………………………………… 171

　小儿伤寒类治出程凤雏《慈幼筏》 ……………… 175

　伤寒总括五法 ……………………………………… 179

伤风证治 ……………………………………………… 190

伤暑证治 ……………………………………………… 192

伤湿证治 ……………………………………………… 196

霍乱证治 ……………………………………………… 199

卷之三

咳嗽证治 ……………………………………………… 204

　百晬嗽论附案 ……………………………………… 210

哮喘证治 ……………………………………………… 216

诸疳证治 ……………………………………………… 222

呕吐证治 ……………………………………………… 233

泄泻证治 ……………………………………………… 239

伤食证治 …………………………………………… 244

食积证治 …………………………………………… 251

发热证治 …………………………………………… 255

神奇外治法九条 ……………………………… 260

治病端本澄源至要口诀二段 ……………………… 263

痢疾证治 …………………………………………… 266

疟疾证治 …………………………………………… 276

消渴证治 …………………………………………… 285

诸血证治 …………………………………………… 288

下 册

卷之四

肿满证治 …………………………………………… 295

胀满证治 …………………………………………… 299

黄疸证治 …………………………………………… 303

腹痛证治 …………………………………………… 307

癖积证治 …………………………………………… 313

虫痛证治·····················316

诸汗证治·····················319

疝气证治·····················322

啼哭证治·····················327

夜啼证治·····················328

二便证治·····················331

　小便不利证治·················333

　大便不通证治·················336

头项囟证治····················338

目病证治·····················341

耳病证治·····················346

鼻病证治·····················349

口病证治·····················353

舌病证治·····················357

齿病证治·····················360

咽喉证治·····················363

龟胸龟背证治··················366

鹤膝证治·····················368

五软五硬证治··················369

丹毒证治 ··· 370

水痘露丹证治 ·· 373

破伤风证治 ·· 374

斑疹瘾疹证治 ·· 375

诸疮证治 ··· 377

瘰疬证治 ··· 379

梅疮证治 附案 ······································· 382

卷之五

万氏痘麻 ··· 390

  痘疹 390

    天元赋 ··· 390

    痘疹西江月 凡四十八首 ····················· 396

    痘疹顺险逆并五善七恶 ····················· 404

    痘疹总略歌 凡一十一首，共一十五方 ······· 405

    发热证治歌 凡二十五首，共二十五方 ······· 413

    见形证治歌 凡一十八首，共一十八方 ······· 426

    起发证治歌 凡二十六首，共五十方、二法 ··· 439

卷之六

万氏痘麻 ·· **467**

痘疹续 ·· 467

成实证治歌凡二十首，共二十三方 ····· 467

收靥证治歌凡一十五首，共一十七方 ····· 482

落痂证治歌凡五首，共三方 ············· 491

痘后余毒证治歌凡三十一首，共四十五方 ····· 493

妇女痘疹证治歌凡一十二首，共一十四方 ····· 516

麻疹 ·· 524

麻疹骨髓赋四段 ························· 524

麻疹西江月凡二十首 ····················· 526

麻疹证治歌凡二十五首，共三十二方 ····· 529

方剂索引 ·· **545**

卷之四

肿满证治

经曰：肤胀者，寒气客于皮肤之间，腹大，身尽肿，皮厚按之窅而不起，腹色不变，此其候也。又曰：诸湿肿满，皆属于脾。又曰：水病，下为胕肿大腹，上为喘呼，不得卧者，标本俱病。

夫肿满之证，悉由脾胃之虚也。脾土喜燥而恶湿，因中气素弱，脾虚无火，故水湿得以乘之，而脾愈不运，则乳食凝而不化，停积于中而肿满作焉。治肿者，当以脾胃为本，而以浮肿为标，斯庶几矣。若以消伐克削为能事，未有不致危殆者。

治肿当分上下。经曰：面肿者风，足肿者湿。凡肿自上而起者，皆因于风，其治在肺，宜发散之，参苏饮合五皮汤。

肿自下而起者，因于肾虚水泛，或因于脾气受湿，宜渗利之。故仲景云：治湿不利小便，非其治也。宜五苓散加防己、槟榔。

一身尽肿者，或胎禀不足，卒冒风寒，或因疟痢脾虚，皆能作肿。轻者胃苓丸；重者加味胃苓丸，当与末条参考。

凡小儿之肿在表者，头痛身热，此风寒在表，宜微汗之，五苓散少加麻黄、葛根、苏叶、杏仁以发之；若身无热，五苓散加肉桂。膀胱气化，小便利而肿消矣。

阳水肿，身热，大便秘，小便赤涩，烦躁口渴，以五皮汤作煎，送沉瀣丹微下之。

阴水肿，身不热，口不渴，身冷怯寒，二便自调，平胃散加白茯苓、草果、木香、藿香。

凡肿证先起于腹，而散于四肢者，可治；先起于四肢，而后归于腹者，不可治。

若小儿元气本虚，复遇大病之后，而浑身浮肿，四肢冷，不渴，小便清长，大便滑泄，不思饮食，此阴寒之极，脾胃将绝。治肿之方俱不可用，惟以四君子汤加青化桂、炮姜、砂仁、白蔻，以救其脾胃，斯可矣。昧者但见其肿，不知元气之竭绝，而犹消导利水，复以舟车、禹功暨大戟、芫花、甘遂劫夺之者，此杀人之事，慎之戒之！

[入方]

参苏饮 方见三卷咳嗽证治。

五皮汤 方见二卷伤湿证治。

五苓散 方见二卷伤暑证治。

胃苓丸 方见二卷伤湿证治。

加味胃苓丸 即胃苓丸本方加后药。

头面肿初起，略加麻黄；作喘，加桑白皮、杏仁；小便黄赤，加木通；身肿，加五加皮；腹胀，加砂仁、白蔻、丁香、枳壳；脚冷不温，加附子、上青桂、防己。

平胃散 方见三卷疟疾证治。

加味四君子汤 治脾败胃伤，阴寒作肿，多服自消。

官拣参一钱　漂白术一钱　白云苓一钱五分　上青桂八分　黑炮姜一钱　西砂仁一钱　白豆蔻一钱　公丁香三分　炙甘草五分

大枣三枚，水煎，半饥温服，以愈为度。

[水肿简便方]

凡小儿患肿，切须忌盐，盐助水邪，服之愈甚。必待肿消之后，以盐煅过，少少用之。

治水肿从脚起，入腹则难治。用红饭豆五升，水煮极熟，取汤四五升，温浸两膝之下，冷则重暖；若已入腹，以红豆煮汤，日日服之，亦消。盖红豆之功，专于行湿利小便故也。

治脚肿，掘杉木根切断，而内色红者，为油杉，方可用；若切开白色者，不堪。以红根切碎，煎浓汤，将肿脚先熏后洗，一二次自消。

又方，以红糟一大碗，加入生姜、生葱三味同煎汤，先熏后洗。

又治头面手足俱肿，用苦葶苈一两，隔纸炒熟，研细末，以大红枣蒸过，去核取肉，和前末，杵匀为丸，如小豆大，每服七粒，白汤下，日三服，五七日则小便多，肿自消也。忌咸酸生冷。

伤寒伤湿肿，以羌活切片，莱菔子二味等份，同炒香取起，拣去莱菔不用，只以羌活为末，每服一钱，初日一服，二日二服，三日三服效。

肿证气喘，男妇大小，肿因积得，既取积而肿再作，小便不利。若再用利药，性寒而小便愈不通矣，医者至此束手。盖中下二焦不升降，为阴寒否隔，水遂凝而不通。用熟附子三钱、生姜二钱、沉香三分同煎浓汤，冷服。大人附子一两，生姜六钱，沉香磨浓汁，以附姜汤对服，不拘服数，以愈为度。

身面浮肿，坐卧不得，取向东桑枝烧灰淋汁，煮红豆数升，每饥即食之，不得别饮汤水。

水肿本于脾虚不能制水，水积妄行而为肿。当以参、术补脾为主，使脾气实则能健运，而水自行，切不可下。

胀满证治

经曰：足太阴虚则鼓胀。又曰：胃中寒则胀满。又曰：浊气在上，则生𪉩胀。夫胀满者，腹胀气满也。由于脾肺气虚，不能健运，所以作胀也。有虚胀、实胀、热胀、寒胀。大抵虚胀、冷胀，十之七八；实胀、热胀，十之二三。盖实热之证，人所易见，或因伤食，或因伤寒入里，所以易知而易治；虚冷之证，由中气虚衰，脾气不化而胀，所以难见而难医。若以虚冷之胀，而误以为实热之胀治之，其变不可胜言矣。

虚胀者，或因吐泻之后，或因服药攻下太过，致成腹胀者。宜温中调气，厚朴温中汤；若虚而兼寒者，加附、桂。

实胀者，腹中原有食积，或饮食过饱，固结于中。外证则胃口、胸前高胀，身热口渴，倦卧不语，腹痛微喘，目闭不开，俨然虚极之象。小儿此证最多而难识，昧者不为详审，见其四肢不举，目闭不开，误以为慢惊，而用宁神导痰之药，千中千死，无一活者。不知大实有羸状，即此是也。急宜下之，集成沆瀣丹、集成三仙丹同服。

热胀者，或伤寒热邪入里，大便秘结，小便短赤，浑身壮热，面赤烦躁，集成沆瀣丹。

寒胀者，由中气素寒，冷滞郁结，无身热口渴，面唇青，手足厥冷，气喘腹胀。先以塌气丸消之，后以异功散调其脾胃。

凡遍身疮疥，因淋洗涂搽，逼毒归内而腹胀者。轻则荆防败毒散升散之；重则集成沉澄丹微利之。疮出胀消者吉；疮不出者凶。

经谓脏寒生胀满。盖脾为阴中之至阴，因脾湿有余，无阳不能施化，如土之久于雨水，则为泥矣，岂能生育万物？必待和风暖日，湿去阳生，自然生长也。凡此宜以辛热之药运用之，可也。

经谓下之则胀已。此以湿热饮食有余，脾胃素实，形体气质壮实者言之也。若脾虚内寒，而气不能运精微以成胀满者，只宜以甘温补脾为主，少佐辛热以行壅滞之气。庶使脾土健旺，胀满运行，斯可愈矣。此经之所谓塞因塞用，从治之法耳。医者不察乎此，惟执下之胀已，急于获效，病者喜行利药，以求通快，不知暂快一时，则真气愈伤，胀满愈甚，去死不远矣！

诸家治胀治肿，但知行气利水，克削并行，辄用猛剂下之。此速死之道。不知脾气虚极，而肿而胀。愈下愈虚，惟劫目前之快，而阴损真元，祸不旋踵，后贤幸加意焉。

[入方]

厚朴温中汤 治胃寒心腹胀。

紫厚朴一钱五分 真广皮一钱 黑姜炭一钱 白云苓一钱 草蔻仁五分 南木香五分 炙甘草五分

虚兼寒者，加熟附子五分，青化桂五分。

生姜三片，大枣三枚，水煎，半饥服。

塌气丸 治寒气郁结，肚腹虚胀。

胡椒仁一两 全蝎尾五钱，拣去钩子，洗净，炒干

上以胡椒略去皮，取净一两，炒过，和蝎尾研末，面糊丸极小。每服一二钱，陈皮汤送下。

集成沆瀣丹 方见二卷胎病论。

集成三仙丹 方见二卷类搐痢疾。

异功散 方见三卷伤食证治。

荆防败毒散 治疮疥毒气内陷，肚腹作肿。

荆芥穗 北防风 净连翘 陈枳壳 绿升麻 南薄荷 川羌活 川独活 粉干葛 川木通 金银花 片黄芩 正川芎 黑栀仁 炙甘草每味各一钱

上身肿，加葱三茎；下身肿，加灯心十茎。

水煎服。

[腹胀简便方]

治气胀、水胀，用羯鸡粪干者一升，炒焦黄色，出火毒，研细末，以百沸汤三升淋汁，每服一盏，调木香、槟榔末各五分，此中满蛊毒胀，有一无二之方也。

治食胀、气胀，用萝卜子一两，研细末，水调滤汁，用砂仁一两，以萝卜子汁浸一宿，炒干，又浸又炒，共七次，为末。每服一钱，米饮调下。

黄疸证治

经曰：身痛而色微黄，齿垢黄，爪甲上黄，黄疸也。又曰：溺黄赤安卧者，黄疸。已食如饥者，胃疸。夫黄疸之证，古人多言为湿热，及有五疸之分，皆未足以尽之。予谓黄之大要，亦惟有二：曰阳黄，曰阴黄。而寒热虚实，总括二者之中，无余义矣。

——阳黄证，因湿多成热，热则生黄，此则所谓湿热证也。其证必身热烦渴，或躁扰不宁，或消谷善饥，或小便热痛，或大便秘结，其脉实而有力。此证不拘外感风湿，内伤食饮，皆能致之。但察儿之元气尚强，脾胃无损，而湿热果盛者，直宜清火邪，利小便，茵陈五苓散最稳，胃苓汤加茵陈亦佳；若大便秘结，热甚者，集成沆瀣丹。

——阴黄证，全非湿热，而总由气血之败。盖气不生血，所以血败；血不华色，所以色败。凡病黄而绝无阳证、阳脉者，便是阴黄。或因大病之后，或脾胃久亏，故脾土之色自现于外。其证喜静恶动，喜暗畏明，神思困倦，言语轻微，畏寒少食，四肢无力，或大便不实，小水如膏。此皆阳虚之候，与湿热发黄者，反如冰炭，使非速救元气，大补脾胃，终无复元之理；且此证最多，而昧者不察，遂云黄疸同是湿热，而用茵陈、栀子清火利水，则无有不随药而毙者。即四君子、五君煎、温胃饮，是其宜也。

凡小儿脾胃素弱，常有积滞，面色多带黄白，不可消积。惟以集成肥儿丸多服，使脾胃健，食自消，灌溉脏腑，流行荣卫，自然五色修明，何黄之有？

小儿黄病，昧者一概呼为湿热，无非除湿利水，清热退黄，除此之外，无别法矣。岂知湿热发黄者少，脾虚发黄者多。盖脾土强者，足以捍御湿热，必不生黄。惟其脾虚不运，所以湿热乘之。治此者，无非暂去湿热，茵陈五苓散亦佳；黄稍退，即速健脾，不得屡用消耗，而谓有是病用是药也。

若面目俱黄而带虚浮，唇白舌淡，口不渴，身不热，夜无烦热，小便不涩，不可认为湿热而分利之，速救脾胃。四君子汤、六君子汤是其宜也。

凡服分利之药，黄久不退，以致口淡心慌，四肢软弱，憎寒发热，小便带浊，皆为虚甚。宜四君子煎送八味地黄丸。不可再行分利，以致脾败肾绝而死矣。

[入方]

茵陈五苓散　方见二卷伤湿证治。

胃苓汤加茵陈　方见二卷伤湿证治。此加茵陈一钱。

集成沆瀣丹　方见二卷胎病论。

四君子汤　方见三卷疟疾证治。

五君煎　治脾胃虚寒，呕吐泄泻而兼湿者。

官拣参一钱　漂白术二钱　白云苓二钱　炮姜炭一钱
炙甘草一钱

水一盏半，煎服。

温胃饮　治中寒呕吐，吞酸泄泻，不思饮食。

官拣参一钱　漂白术二钱　白扁豆一钱　广陈皮五分
炮姜炭一钱　大当归一钱　炙甘草六分

水一盏，煎七分服。

集成肥儿丸　治小儿脾胃虚弱，饮食不消，肌
肤瘦削，多服能令儿肥。此丸久经效验，比诸家肥
儿丸功独胜。

建莲肉二两四钱，去心、皮、炒　西砂仁六钱，酒炒
漂白术一两，土炒　官拣参一钱，切片、焙干　京楂肉四钱，炒
杭白芍四钱，酒炒　广陈皮四钱，酒炒　法半夏四钱，炒
白云苓一两，乳汁蒸晒　真雅连二钱，姜制　苡仁米六钱，炒
六神曲六钱，炒　炙甘草二钱

共为细末，炼蜜为丸，弹子大，每日早午晚各
服一丸，米饮化下。

六君子汤 方见二卷非搐证治。

八味地黄丸 方见二卷胎病论。

[黄疸简便方]

小儿急黄，以丝瓜连皮带子，火烧存性，研末，每服一钱，米汤下，连进数服愈。

小儿急黄如金色，因积滞凝于脾家。以糯稻草煎浓汤饮之，数次效。

治小儿黄疸如金，取山间薏苡仁根，洗极净，煎汤，服之自愈。

治湿热发黄，用生姜半斤，茵陈半斤，同捣烂，以布包之，时时周身擦之，其黄自退。

腹痛证治

帝曰：愿闻人之五脏卒痛，何气使然？岐伯对曰：经脉流行不止，环周不休，寒气入经而稽迟，泣而不行，客于脉外则血少，客于脉中则气不通，故卒然而痛。凡病心腹痛者，有上中下三焦之别。上焦者痛在膈上，此即胃脘痛也；中焦者痛在中脘，脾胃间病也；下焦者痛在脐下，肝肾病也。然有虚实之分，不可不辨。辨之之法，但察其可按者为虚，拒按者为实；久病者多虚，暴病者多实；得食稍减者为虚，胀满畏食者为实；痛徐而缓，莫得其处者为虚，痛剧而坚，一定不移者为实。虚实既确，则治有准则矣。

夫腹痛之证，因邪正交攻，与脏气相击而作也。有冷有热，有虫痛，有食积。辨证无讹，而施治必效。

挟冷痛者，面色或青或白，冷甚者，面色暗淡，唇口爪甲皆青。此脾气虚寒之极，轻者当归散；重者烧脾散；有吐泻者，保童丸。

挟热痛者，面赤壮热，四肢烦躁，手足心热。宜四顺清凉散，加青皮、枳壳；大便秘者，木香槟榔丸；大便调者，芍药甘草汤。

食积痛者，口中气温，面黄唇白，目无精光，或白睛多，多眠恶食，大便酸臭，宜三棱丸。甚者，消积丸。下后，用六君子汤调之。

虫痛者，面白唇红，六脉洪大，心腹疼痛，口中涎沫及清水出，腹内结聚成团，摸之梗起一条。小儿脾胃虚者，最多此证。宜乌梅丸。

凡腹痛喜手按及热熨者，为虚为寒，速宜温补；如手不可按者，为实，速宜下之。

[入方]

当归散 治腹痛有寒无热。

大当归一钱五分 南木香五分 青化桂一钱 大拣参一钱 炙甘草五分

生姜三片，大枣三枚，水煎，温服。

烧脾散 治伤生冷果菜，停积中焦，心脾冷痛。

黑炮姜一钱 紫厚朴一钱 草蔻仁五分 西砂仁一钱 六神曲一钱 老麦芽一钱 真广皮一钱 高良姜五分 炙甘草一钱

或丸、或散、或水煎，俱可。

保童丸 因伤风冷，食积肚疼，泄泻呕恶。

官拣参切片，焙干 漂白术土炒 紫厚朴姜炒 真广皮酒炒 白云苓乳汁拌蒸 结猪苓焙 宣泽泻炒 藿香叶焙 公丁香捣 法半夏焙 白干姜炒 青化桂去粗皮 白蔻仁炒 杭青皮醋炒 肉豆蔻煨 南木香屑 炙甘草

俱等份

共焙燥，为细末，神曲糊丸，弹子大。每服一丸，米饮化下。

四顺清凉散 治挟热腹痛，面赤壮热，四肢烦躁，手足心热。

杭白芍^{二钱} 白当归^{一钱} 锦庄黄^{一钱} 炙甘草^{五分}

净水煎，滚热服。

芍药甘草汤 此方无论寒热虚实，一切腹痛，服之神效。

白芍药^{一根，重三钱} 粉甘草^{一根，重二钱}

上二味俱要整的，用纸七重包之，水湿慢火煨熟，取起，杵烂，煎汤服。寒月，略加肉桂数分更妙。

三棱丸 治食积胃脘痛、心腹痛、小腹痛、癖痛、虫痛。

京三棱^煨 蓬莪术^煨 半夏曲^焙 小枳实^{麸炒} 正川连^{姜炒} 吴茱萸^泡 真广皮^{酒炒} 杭青皮^{醋炒} 南木香^屑 尖槟榔^炒 川厚朴^{姜制} 川楝肉^炒 小茴香

酒炒

共为末，神曲糊丸，量儿大小加减，米饮调服。

木香槟榔丸　方见三卷伤食证治。

乌梅丸　治胃冷，虫痛攻心，呕吐，四肢冷。

官拣参　川黄柏　北细辛　青化桂　川熟附^{以上各}六钱　川黄连^{五钱}　正蔾椒　大当归　黑姜炭^{以上各四钱}肥乌梅^{三十个，蒸，去核，取净肉，捣烂}

共为细末，酒蒸乌梅肉，捣膏和药，少加炼蜜为丸，如芡实大。每服一丸，水送，每日二三服；以十分之一水煎服，亦可。

[腹痛简便方]

治一切胃痛、胸痛、腹痛、腰痛，疼如锥刺，不可忍者。花椒不拘多少，研为细末，和少面粉，醋和成饼，贴于痛处，上铺艾绒，用火灸之，疼立止。

一切腹痛，不问虚实寒热皆效。用小麦秆烧灰，地上出火毒，将布包之，滚水淋汁，一服立止。

一切疼痛，或寒或热，或积食，或积血，证莫能辨，药不能施，有起死回生之妙。用生姜一斤，捣烂，略挤去汁，入锅内炒热，用布分作二包，先以一包熨痛处，冷即换热者；勿令间断，如姜已干，略加前汁拌之，又炒又熨，痛止乃已。

凡小儿腹痛，摸其肚有一块梗起者，虫痛也。不须服药，惟令大人以手擦揉其块处，久久搓之，半日许，其虫将死，皆从大便而出，痛立止。

小儿腹痛，啼哭不止，用南木香、明乳香、黑没药俱去油，各五分，水煎，温服。

小儿胎寒腹痛，啼哭吐乳，大便青色，身出冷汗。用姜黄一钱、南木香、乳香、没药俱去油各三钱，共为细末，蜜丸芡实大，每服一丸，姜汤调下。

小儿盘肠气痛，月内之儿多有之。其证腹内如蛙声，啼哭不止者是也。盖寒热不和，脏气不行。用栀仁五钱、附子三钱，同炒极枯，取起，拣去附子不用，单取栀仁，加入白芷一钱为末。每服五分，小茴香汤下。

小儿腹痛，啼哭不止。用乳香一钱去油，灯花七枚，同为末，每二分，乳汁调服。

小儿虫痛，口流涎沫。使君子取肉微炒为末，五更时，米饮调下。

小儿腹痛，一痛即死者，名为虫痛似痫。用干漆烧灰，白芜荑二味，等份为末，每服五分，米饮调下；证重者，每服一钱。

小儿盘肠腹痛，浓煎葱汤，浇洗儿腹；仍以葱捣烂，炒热作饼，贴脐上，良久屎出痛止。

癖积证治

经曰：新积痛可移者易已，积不痛难已也。又曰：胃之大络，名曰虚里，贯膈络肺，出于左乳下，其动应衣，脉宗气也。结而横，有积也。

凡饮食之积，其渐积者，不过以饮食偶伤，必在肠胃之内，故可行可逐，治无难也。惟饱食无节，以渐留滞者，多成癖积，于左胁膈膜之外，此阳明宗气所出之道也。若饥饱无论，饮食叠进，以致阳明胃气一有所逆，则阴寒之气得以乘之，而脾不及化，故余滞未消，并肠外汁沫，搏聚不散，渐成癥积矣。然其初起甚微，人多不觉，及其既久，则根深蒂固，而药饵难及。今西北小儿多有此疾，而尤于食面之乡为最。正以面性多滞，而留积于皮里膜外，所以不易治也。惟当以渐消磨，求法治之。幸毋孟浪欲速，妄行攻击，徒致胃气受伤，而积仍未及，以速其危也。

癖者，血膜裹水，侧癖胁旁，时时作痛，时发潮热，或寒热往来似疟，故疟家多有此证。凡疟疾发过之后，必令其热退极尽，方可饮食。若热未尽而饮食之，则中脘多蓄黄水，日久而成癖积。

小儿脏腑和平，脾胃壮实，则荣卫宣畅，津液流通，纵使多饮水浆，不能为病。惟脾胃不胜，乳哺失调，三焦不运，水饮停滞，冷气抟之，结聚而成癖也。体素弱者，消癖丸；气壮实者，赭石挨癖丸。大约有癖之儿，虚者居多，攻下之药，非可常用，即不得已而用之，待其略减，用消癖丸缓缓消之，至为良法。

［入方］

消癖丸　治癖在胁下，面黄肌瘦，午后发热似疟。

官拣参切片，焙干　漂白术土炒　真广皮酒炒　白云苓乳蒸　杭青皮醋炒　川厚朴姜制　小枳实麸炒　法半夏焙　西砂仁酒炒　六神曲炒　陈麦芽炒，以上俱各二钱九肋鳖炙，三钱　京三棱煨　蓬莪术煨　南木香以上各一钱青化桂　炮黑姜各一钱二分　真雅连姜汁炒，二钱

共为细末，早米粉糊为丸，每服一二钱，量儿大小加减，米饮下，以癖消药止。

赭石挨癖丸　治腹中癖块，或生寒热，或时作痛。小儿壮实，饮食素强者，方宜用之；脾胃素虚者，切不可服。惟以前消癖丸攻补兼施，久之自愈。

代赭石火煅，醋淬至酥，研末，水飞过用　杭青皮醋炒蓬莪术煨　南木香剉屑　青化桂各三钱　巴豆霜去油极净，取霜，一钱　川大黄二钱

上为细末，醋煮面糊丸萝卜子大，每服五丸，淡姜汤送下。

[癖积简便方]

治癖积心腹内结如拳，及脐腹痛不可忍。用庄黄一两酒蒸、炮姜五钱、熟附子三钱、九肋鳖甲八钱，用好醋将鳖甲煮一时久，取起，酥炙黄色为度，

共为细末，用三年老米醋一升，熬至半升，和前末为丸，绿豆大，每服十丸，空心米汤下，取下积如鱼脑、败血、烂肉、青泥即愈。后用补脾调理。按此方药廉功大，比挨癖丸力胜十倍，允称神妙。

小儿好食茶叶成癖。用鲜榧子一斤，空心、晌午、黄昏每服十四粒，吃完即愈。榧子，京果铺有卖。

小儿食积结痞块。用大红枣一斤，皮硝一两，同煮，以水干为度，晒干，每日食此枣，徐徐服之，自消。

小儿积久而成"鳖"，腹内有形，摇头掉尾，大者如杯，小者如钱，上侵入喉，下蚀入肛，或附胁脊，或隐肠腹。用生硫黄研极细末，每日老酒调服一钱，空心下，久服自化。硫黄须色如初出鹅雏者，方可用；带青、带赤、带黑色者，皆不堪，此物最平稳，任多服无碍。

虫痛证治

经曰：肠中有虫瘕、蛟蛔，皆不可取以小针。

又曰：饮食者，皆入于胃，胃中有热则虫动，虫动则胃缓，胃缓则涎出。

夫虫痛者，蛔虫也。盖由小儿脾胃虚弱，多食甘肥生冷，留而为积，积化为虫，动则腹痛，发则肿聚一块，痛有来去，乍作乍止，呕恶吐涎，口出清水。久而不治，其虫长至一尺，则贯胃伤心杀人矣。外证面白唇红，六脉洪大，是其候也。凡腹内有虫，必口馋好甜，或喜食泥土、茶叶、火炭之类，宜攻去之，槟榔丸。

小儿虫痛，凡脾胃怯弱者，多有此证。其攻虫取积之法，却又未可常用，及取虫之后，速宜调补脾胃，或集成肥儿丸，或乌梅丸，或六君子汤，多服之，以杜虫之复生。

［入方］

槟榔丸 治小儿一切虫积，能杀诸虫。

小槟榔^{一两} 南木香^{五钱} 鹤虱子^{五钱} 光贯仲^{五钱}
广锡灰^{五钱} 陈漆渣^{烧灰} 正轻粉^{二钱} 白雷丸^{二钱}
巴豆霜^{一钱}

以漆渣灰五钱，同众药研为细末，醋煮面糊为丸，麻子大，每服二十丸，五更时，苦楝根皮煎汤下。

集成肥儿丸　方见四卷黄疸证治。

乌梅丸　方见四卷腹痛证治。

六君子汤　方见二卷非搐吐泻。

[下虫简便方]

凡小儿甘肥过度，或糖食甜物太多，乃致湿热久停而成积，积久生虫，时发腹痛，以手摸之，腹内有块，或作一条梗起；外证面白唇红，六脉浮洪，其痛时作时止，痛止即能饮食者，虫痛无疑。又有腹痛，一痛即死者，亦是虫证。欲去此虫，无如苦楝根皮，诚天下打虫第一神方。其法于月初旬，虫头向上之时行之。先夜掘苦楝根，须取每年结子者，方是母树。其根浮于土面者有毒，不可用。专取土中者，净洗泥土，以刀刮其红皮，只取白皮四五钱，儿大者六七钱，切碎听用。次早，以油煎鸡蛋，令儿嗅之，以引其虫头向上而求食；另于别室，以水一盏，浓煎苦楝皮汤一小杯，不可使儿闻其药气，一闻其气，虫即潜伏矣。俟药熟，以鸡蛋与儿食，即服药，半日不可饮食，俟虫下后，方饮食之。服药后，儿似困顿，万万放心，虫下后，精神如旧。仍当急为健脾，庶虫不复生，永无患矣。

诸汗证治

经曰：阳之汗，以天地之雨名之。又曰：阳加于阴，谓之汗。又曰：心为汗。夫心之所藏，在内者为血，在外者为汗。盖汗乃心之液，而自汗之证，未有不由心肾两虚而得之者。然阴虚阳必凑之，故发热而自汗；阳虚阴必凑之，故发厥而自汗，是皆阴阳偏胜所致也。

小儿脏腑娇嫩，肤腠未密，或重衣厚被，致内脏生热，热抟于心，故心液不能自藏而额汗出也。额为心之位，宜收敛心气，团参汤。

大病后气血两虚，津液自汗，或潮热，或寒热，发过之后，身凉自汗，日久令人黄瘦，失治则变蒸疳。宜黄芪固真汤。

睡中汗出，醒来则止，此心虚盗汗，宜敛心气，养心血。用团参汤。

睡中遍身有汗，觉来久不干者，此食积盗汗，脾冷所致。益黄散。

脾虚泄泻，自汗后而遍身冷，有时遇泻则无汗，不泻则有汗，此为大虚之候，急当补脾，理中汤；待泻止，黄芪固真汤。

凡自汗上至胸，下至脐，此胃虚也，当补胃。四君子汤加黄芪。

肺虚自汗，面白唇白，六脉无力，盖因久嗽脾虚，故令自汗。四君子汤加麦冬、五味。

伤风自汗，宜实表，桂枝汤；伤寒汗出，自头至颈而止者，欲发黄也，茵陈汤。

如有实热在内，烦躁汗出不止者，胃实也，宜集成沆瀣丹，微下之。

诸汗服药久不止者，用五倍子一个，研细末，醋和作一小饼，贴肚脐，以带扎之效。

［入方］

团参汤　收敛心气，固心血，能止自汗。

官拣参切片，焙干　当归身切片，焙干，各二钱上二味，分作二服，用獭猪心一个，切作二片，用前药二钱，猪心一片，水一盏，煎汤，空心服。

黄芪固真汤 治气虚自汗。

嫩黄芪一钱 官拣参五分 漂白术五分 当归身一钱 炙甘草各五分

天圆肉三枚，水煎服。

益黄散 治食积盗汗。

真广皮五钱 杭青皮四钱 诃子肉四钱 粉甘草四钱 公丁香二钱

共为末，大儿二钱，小者一钱。如感冒吐泻，加姜、枣同煎服。

理中汤 方见二卷乳子伤寒证治。

四君子汤 方见三卷疟疾证治。

桂枝汤 方见二卷伤寒总括五法。

茵陈汤 治头汗至颈而还，将欲发黄。

茵陈蒿一钱五分 川黄柏一钱 黑栀仁一钱

灯心十茎，水煎，滚热服。

[汗证简便方]

凡男妇小儿及产母一切虚证，偶然大汗，诸药莫能止者，盖由玄府大开，一时难闭，所以服药不能止。先将五倍子末，醋调作小饼子，纳入脐中，以布扎之，然后以旧蒲扇烧灰，多加糯米粉和匀，以夏布袋装之，自头至足，遍身轻扑之，使其粉入毛窍，玄府自闭，虚汗即止，神治也。

疝气证治

经曰：邪客于足厥阴之络，令人卒疝暴痛。又曰：病在小腹痛，不得大小便，病名曰疝，得之寒。故疝气者，寒邪结聚而成也。内则脐腹绞痛，外则卵丸肿大，专属肝经，与肾无涉。盖肝主怒，小儿性急，多叫哭而得之者，此气动于内，谓之气疝。应行气开郁，初宜柴苓汤升散之，次宜加减二陈汤，或木香内消丸。

如因久坐湿地得之者，此冷气入腹，谓之寒疝。宜温中散寒，加减当归散、茱萸内消丸。

有肿而不痛，由中湿所致，卵虽肿而无热，腹不痛。宜行湿消肿，加减守病丸。

　　小儿素有疝气，或一年半年发者，发则有形，外连睾丸，内贯小腹，肿硬一条如小杵，约长五六寸，大小便不通。宜当归木香汤。

　　小儿木肾，肿大不痛，连年不消者，不早治，便为终身痼疾。宜茱萸内消丸，加牵牛子半生半炒，取头末用，更灸脐旁章门穴，大效。取穴法，以本儿手掌第五指本节横纹，对脐中心，其中指头尽处是穴。

　　小儿湿地上坐，或有蚯蚓吹其卵，肿大而垂者，以盐汤浸洗之，盖盐能杀蚯蚓毒也。或以苍术煎汤，加盐少许洗之效。

　　小儿阴囊生疮溃烂者，谓之脱囊。用紫苏叶研末敷之，以荷叶包之；或用生荷叶火烘令软，包之。虽囊丸露出，亦可治也。

　　小儿外肾臊臭，时复湿痒，柴胡龙胆汤；痒甚不可止者，胡椒煎汤洗之。

　　[入方]

　　柴苓汤　治少阳胆经有邪而病疝。

　　官拣参一钱　　北柴胡一钱五分　　枯黄芩一钱　　法半夏一钱　　漂白术一钱　　白云苓一钱　　结猪苓一钱　　宣泽

泻一钱　青化桂^{五分}　炙甘草^{五分}

生姜一片，大枣一枚，水煎，热服。

加味二陈汤　治性急多哭，卵肿，痛连小腹，谓之气疝。

真广皮　法半夏　白云苓　小茴香　正川芎^{以上各一钱}　青化桂　炙甘草各五分

生姜三片，水煎，温服。

木香内消丸　治证如前。

南木香^屑　京三棱^煨　结猪苓^焙　宣泽泻^炒　川楝肉^炒　真广皮^{酒炒}　香附米^{酒炒，以上各七钱}　杭青皮^{醋炒，二钱}

共为末，酒煮，米糊为丸，每服一二钱，空心盐汤下。

加味当归散　治受寒湿之气，小腹绞痛，外肾红肿，并腹痛啼哭等证。

当归身一钱五分　吴茱萸^{三分}　青化桂^{五分}　正川芎^{五分}　黑姜炭一钱　南木香^{五分}　小茴香一钱　炙甘草^{五分}

水煎，临服加盐七分，空心温服。

茱萸内消丸　治寒湿所袭，留伏作痛，癞疝偏坠。

吴茱萸^{醋浸一宿，焙干，炒过}　青化桂^{去皮}　净枣皮^{蒸，去核，捣}　元胡索^{醋炒}　大茴香^{盐炒}　化橘红^炒　杭青皮^{醋炒，以上各一两}　光桃仁^炒　白蒺藜^炒　南木香^{屑，以上各五钱}

共为细末，酒煮，面糊为丸，龙眼核大，每服一丸，淡盐汤送下。

加减守病丸　治卵肿不痛，此湿气也，又名木肾。

漂苍术^{盐炒}　制南星^炒　香白芷^{焙，以上各一两}　京楂肉^炒　正川芎^炒　广橘核^炒　法半夏^焙　六神曲^炒　吴茱萸^{炒，以上各二钱五分}

共为细末，酒煮，面糊为丸，龙眼核大，每服一丸，小茴香煎汤化下。

当归木香汤　治小儿久疝不愈。

京楂核　全当归　正川芎　川木通　小茴香　川楝肉　杭青皮　结猪苓　宣泽泻^{以上各一钱}　南木香　黑栀仁^{各五分}

上用净水浓煎，空心热服。

龙胆汤 治小儿外肾臊臭，时复湿痒。

北柴胡一钱二分　宣泽泻一钱　车前子八分　川木通一钱　怀生地一钱　当归尾六分　龙胆草五分

水煎，空心服，以饮食压之。

[**疝气简便方**]

治小儿疝气肿痛。用荔枝核炒焦五钱，大茴香酒炒二钱五分，共为细末，每服一钱，温酒调下。

又方，不论小儿及男妇一切疝气，以及诸般气痛。用荔枝核四十九个炒焦，留白陈皮九钱，生硫黄四钱，共为末，盐水打面糊为丸，绿豆大；遇痛时，空心酒研送九丸，良久，再进一服，不过三服，全安。

小儿肾肿硬痛。橄榄核、荔枝核、山楂核三件等份，俱烧过存性，研末，每服一钱，空心小茴香汤送下。

小儿疝气痛。全蝎不拘多少，炒焦为末，每三分，小茴香煎酒送下。

小儿冷疝作痛，阴囊浮肿。川楝子去核五钱，吴茱萸二钱五分，炒研为末，酒打面糊为丸，小豆大，每服十丸，盐汤化下。

小儿疝久，阴囊坚硬如石，名为木肾。用瓜蒌连皮带子二钱，荜茇二钱，生姜二钱，葱白二钱，酒煎，热服，被覆暖卧，取汗效。

啼哭证治

小儿初生，百日一周之内，神安意静，不妄笑多哭者易养。如日夜啼哭不止，为母者心诚求之，渴则饮之，饥则哺之，痛则摩之，痒则抓之，其哭止者，中其意也；如哭不止，当以意度之。盖小儿初生，性多执拗，凡有亲狎之人，玩弄之物，一时不见，其心不悦而哭，谓之拗哭，急与之，勿使怒伤肝气致病也。假如又不止，请医视之。如大哭昼夜不止者，肝热也，泻青丸；如日夜啼哭，身热烦躁者，心热也，导赤散，俱用灯心汤服。

[入方]

泻青丸 此肝经之主药。凡幼科中截风定搐之方，多用金石脑麝，无益有损。惟此方清心平肝，疏风凉血。凡小儿作热不退，将成风搐，或已成风搐，但服此丸，其应如响。方虽古方，人不知用。予昔游潭州，遇师指授，始能用之。凡幼科中抱龙、保命、至宝、新安金药、苏合香丸，一概不取，惟此丸为幼科截风定搐之第一神方也。

川羌活　　正川芎　　黑栀仁　　龙胆草　　全当归　北防风_{以上俱各一两}　　锦庄黄五钱

上药合为一处，以火烘燥，研为细末，炼蜜为丸，青黛为衣，如大豆大。每服一二丸，清茶化下。

导赤散　治心经有热，一切烦啼不安，皆效。

怀生地_{二钱}　　川木通_{一钱五分}　　枯黄芩_{一钱}　　生粉草_{五分}　淡竹叶_{十四片}

灯心十根，水煎，热服。

夜啼证治

小儿夜啼有数证：有脏寒，有心热，有神不安，有拗哭。此中寒热不同，切宜详辨。

脏寒者，阴盛于夜，至夜则阴极发躁，寒甚腹痛，以手按其腹，则啼止，起手又啼；外证面青手冷，口不吮乳，夜啼不歇。加味当归散。

心热烦啼者，面红舌赤，或舌胎白涩，无灯则啼稍息，见灯则啼愈甚。宜导赤散加麦冬、灯心；甚则加川连、胆草。

神不安而啼者，睡中惊悸，抱母大哭，面色紫黑，盖神虚惊悸。宜安神丸定其心志。有吐泻后及大病后夜啼，亦由心血不足，治同上。

凡夜啼见灯即止者，此为点灯习惯，乃为拗哭，实非病也。夜间切勿燃灯，任彼啼哭，二三夜自定。

[入方]

加味当归散　方见四卷疝气证治。

导赤散　方见四卷啼哭证治。

十味安神丸　治神虚惊惕，至夜则啼。

官拣参　白茯神　大杭冬　怀山药　正龙齿煅，以上各二钱　镜面砂水飞　寒水石水飞　粉甘草以上各五分　梅花片一分　赤金箔十片

共为细末，炼蜜为丸，芡实大，每服一丸，灯

心汤下。

[夜啼简便方]

小儿心热面赤，夜多啼泣。朱砂五分，牛黄一分，共为末，每一二分，犀角磨汤调下。

又治同前证夜啼。青黛研筛过，每服二分，灯心十茎，煎汤，调服。

小儿一百二十日内夜啼。用蝉蜕四十九个，剪去前半截，用后半截，焙干燥，研末，每服四分，钩藤汤下。

又方，用蝉蜕十四个，去翅足，焙干，入朱砂一分，共研末，蜜调涂母乳头上，令儿吮之，纳儿口中亦可。

小儿夜啼，不论有余不足皆有效。用五倍子研末，口中津唾和作饼子，纳肚脐，以带扎之，效。

又方，以灶心土研末二钱，朱砂飞过一钱，麝香少许，共为末，蜜丸绿豆大，每服五丸，水调下。

二便证治

经曰：北方黑气，入通于肾，开窍于二阴。夫二阴者，前阴窍出小便，后阴窍出大便。又云：前阴主气，后阴主血。盖膀胱之津液，血所化也，由气而后能出；太阴之传送，气之运也，由血而后能润。此便溺之流通，见气血之依附，而人之所以为生者，以其有此出入关窍耳。清阳出上窍，谓呼吸也；浊阴出下窍，谓大小二便也。倘一息不运，则机缄穷而死矣。故二便不通，加以腹胀气喘，呕哕烦躁者，不可治也。凡二便秘，宜八正散，外用掩脐法、蜜导法，则前后俱通矣。

[入方]

八正散 治热聚下焦，二便不通。

淮木通　白滑石　黑栀仁　车前子　瞿麦穗　萹蓄　锦庄黄　白芒硝俱等份，看儿大小加减之

除大黄、芒硝在外，将六味水煎极熟，加入大黄，再煎十数沸，取起，斟出澄清，以芒硝冲服。

掩脐法 治中下二焦积热，大小便秘。

连须葱七茎不洗，生姜一大块，淡豆豉三钱，食盐三钱，同捣烂作一饼，铫子烘热，掩肚脐，以帛扎定，良久，气通，二便自利。

蜜导法 治二便不通，以此通其大便，则下焦气行而小便自通矣。

用冬蜜八两，炼至滴水成珠不散，入皂角细末二钱，和匀，稍冷，捻如小指大一条，外以葱涎涂上，轻轻插入谷道中，气通则便利矣。

［二便不通简便方］

大小便不通，经二三日危急者。以皂角烧灰研末，米汤调下一钱，立通。

又方，以蜂蜜一盏，皮硝一钱，白汤一盏，空心调下；另以皂角于桶内烧烟，令儿坐桶上熏之，即通。

又方，用草乌一个，削去皮，略以麝香搽上，抹以香油，轻插谷道内，名霹雳箭，至捷。

二便不通，百方不效，肚腹胀痛，咽喉窒塞，或痰壅气喘，水米不下，死在须臾，宜急救之。用甘遂五分，面包煨熟，取出为末，入麝香三厘，捣饭为丸，小儿服二分，大人五分，姜汤送下。

又方，以小竹筒抹以葱涎，插入谷道，以芒硝五钱研细，香油半盏，皂角末少许，令人口含，灌入谷道中，少时即通。

小便不利证治

经曰：膀胱者，州都之官，津液藏焉，气化则能出矣。又曰：膀胱不利为癃，不约为遗溺。又曰：肝有热则小便先赤。凡小便赤涩为热，小便自遗为寒。热者，火有余，水不足，治宜泻心火，滋肾水，加味导赤散；寒者，火不足，水有余，治宜温肾水，益心火，益智散。

小便不通，乃由脏气虚，受热壅滞，宣化不行，非塞非痛，但闭而不通，腹胀紧满。宜五苓散加车前、灯心。

大病之后，气虚津液不足，而小便闭者，不可利之，利则中气日虚，津液愈涸。宜人参散。

小儿患淋，小便淋沥作痛，不必分五种，然皆属于火热。宜清利之，海金沙散。

小儿久病气虚而淋病者，不可利小便。宜六味地黄丸，滋其化源。

小便自出而不禁者，谓之遗尿；睡中自出者，谓之尿床，此皆肾与膀胱虚寒也。益智散，加附、桂、龙骨。

小儿初便黄赤，落地良久，凝如白膏者，谓之尿白。伤脾所致，久而成疳。胃苓丸，盐汤下。

小儿小便出时，色白浑浊，随尿而来，谓之白浊。此心经虚热。宜清心莲子饮。

[入方]

加味导赤散　治心热肝热，小便赤涩。

淮木通　怀生地　炙甘草　枯黄芩　黑栀仁　宣泽泻　净前子　北柴胡以上各一钱

淡竹叶七片、灯心十茎，水煎，空心热服。

益智散　治水有余，火不足而遗溺。

益智仁五钱，盐水炒　补骨脂三钱，盐水炒　白云苓五钱，酒炒

共为细末，每服一钱，盐汤调下。

五苓散 方见二卷伤暑证治。

人参散 治气虚津液不足，小便不通。

官拣参一钱　大麦冬二钱　川黄柏五分　炙甘草一钱

生姜三片，水煎服。

海金沙散 治小儿诸淋，皆属于热。

香附米酒炒　正川芎酒炒　赤茯苓酒炒，以上各五钱　海金沙　白滑石水飞，各一两　陈枳壳炒　宣泽泻焙　陈石苇焙　尖槟榔炒，以上各二钱五分

共为细末，每服一钱，淡盐汤调下。

六味地黄丸 方见二卷胎病论。

胃苓丸 方见二卷伤湿证治。

清心莲子饮 专治白浊。

建莲子二钱　白云苓一钱五分　益智仁一钱　远志肉五分　大麦冬一钱　官拣参五分　石菖蒲五分　车前子五分　漂白术六分　宣泽泻四分　生甘草三分

灯心十茎，水煎，空心服。

[小便不利简便方]

凡小便不通，服药无效。用商陆五钱研末，入

麝香少许，先以旧夏布盖于脐上，将药放布上，待药气入腹，一时即通。

小便数日不通，遍身手足肿满，诸药不应者。用苏叶一斤，煎浓汤，入脚盆内，令患者坐盆上熏之，冷则又添热汤；外用炒盐熨脐上，及遍身肿处，良久，便通，肿消而愈。

又方，用连须葱白一斤，捣烂炒热，分作二处，各以布包，轮流热熨脐下，即通。

小便闭结不通，药不能效。用食盐一两，调温水服之，良久，以指入喉中探吐，一吐即通。盖上窍不通，下窍闭也。

又方，以皂角研末，吹些微入鼻中，令其喷嚏，亦是上升之意。如水注闭其上窍，则下窍不通，稍升提之，即时通矣。

大便不通证治

经曰：太阴司天，阴痹大便难，阴气不用，病在于肾。又曰：太阳之胜，隐曲不利，互引阴股。夫饮食之物，有入必有出也。苟大便不通，出入之机几乎息矣。急宜通之，使旧谷去而新谷得入。然有实闭、有虚闭，最宜详审。如形实气实脉实，又能食者，的有可下之证，则下之，如八正散、承气汤、木香槟榔丸之类，择而用之，中病即止，不可过也；而形虚气虚脉虚而兼食少者，虽有可下之证，宜缓不宜急，但用保和丸加枳实，微利之；如平素便难者，血不足也，宜润肠丸、蜜导法。

[入方]

八正散　方见四卷二便证治。

承气汤　方见二卷伤寒总括五法。

木香槟榔丸　方见三卷伤食证治。

保和丸　方见三卷伤食证治。

润肠丸　治老人、虚人、小儿、产妇大便闭结。

火麻仁去壳　光杏仁去皮　光桃仁去皮　当归尾酒润　陈枳壳以上各七钱五分　金井胶炒　萝卜子炒　家苏叶以上各三钱

共为细末，炼蜜为丸，每服一二钱，量人加减，白汤送下。

蜜导法　方见四卷二便证治。

头项囟证治

经曰：头痛耳鸣，九窍不利，肠胃之所生也。小儿头囟之证，多由脾胃而得。又头为六阳所会，七窍居焉，故小儿之头，四时宜凉，但见头热，即有病生，宜预防之。

解颅者，谓头缝开解而颅不合也。是由禀气不足，先天肾元大亏。肾主脑髓，肾亏则脑髓不足，故颅为之开解。然人无脑髓，犹树无根，不过千日，则成废人。其候多愁少喜，目白睛多，面㿠白色。若成于病后者，尤凶。宜久服地黄丸，外用封囟法。

囟肿者，囟门肿起也。脾主肌肉，若乳哺不常，饥饱无度，或寒或热，乘于脾家，致使脏腑不调，其气上冲，为之真胀，囟突而高，如物堆垛，毛发短黄，骨蒸自汗。然亦有寒气冲上而肿者，则牢靳坚硬；热气冲上而肿者，则柔软红色。然寒肿者十之一，热肿者十之九。更有因包裹严密，盖覆过厚，阳气不得外出，亦令赤肿，皆用封囟法。热肿者，泻青丸；寒肿者，参苏饮。

囟陷者，有因泄泻久而气血虚弱，不能上充髓脑，故下陷如坑。此乃胃虚脾弱之极，宜急扶元气；若与枕骨同陷者，百无一救。此中有禀受父精不足，母血虚羸而陷者；有因久病而陷者。然枕陷尤甚于囟陷，二者皆因肾元败绝之证也，俱参苓白术散，或八味地黄丸。

天柱骨倒。小儿有体肥容壮，不为瘦悴。孰知形体过肥，中气愈弱，是盛于外，而歉于内也。忽然项软倾倒者，此肝经风热也。小柴胡加粉葛、当归、白芍。

有因久病之后，及泄泻日久，忽然颈项倾侧，名天柱骨倒。最为危候，速救真元。十全大补汤加鹿茸。

有小儿生下颈便软者，胎气不足也。由禀父之肾元虚败，峻补先天，其庶几矣。补肾地黄丸，与六君子汤间服。

天柱骨倒之证，虽则三条，总系真阳大败之候，为小儿之恶证，保救真元，是其大要；外以生筋等药贴之，可也。

[入方]

六味地黄丸 方见二卷胎病论。

封囟法 治头缝不合，名曰解颅。

天南星不拘多少，以姜汁炒枯，研细末，醋调涂于绢帛上，烘热贴囟门上，以合为度。

泻青丸 方见四卷啼哭证治。

参苏饮 方见三卷咳嗽证治。

参苓白术散 方见三卷诸疳证治。

八味地黄丸 方见二卷胎病论。

小柴胡汤 方见二卷伤寒总括五法。此加粉葛、当归、白芍。

十全大补汤 方见一卷小产论。

补肾地黄丸 方见三卷哮喘证治。

六君子汤 方见二卷非搐吐泻。

生筋散 治筋软无力，天柱骨倒。

木鳖子六个　蓖麻子六十个，并去壳

以药研如泥，先抱头起，以手摩其颈，令热，津唾调药，涂颈项。

又方，贴项软，生附子去皮二钱，生南星去皮脐二钱，共研末，姜汁调，摊贴患处。

[头项囟简便方]

小儿解颅，或因病后忽然囟门宽大，头缝四破。此脑髓不充，大虚之候。用鹿茸、防风、白及、柏子仁四味各五钱，共为末，乳汁调作饼，贴囟门上，一日一换，以合为度。

治小儿囟陷如坑，由久病真元不足，气血两虚，大凶之候。速宜十全大补加鹿茸、姜、枣煎服；外用狗头骨炙黄为末，鸡蛋清调敷之，效。

目病证治

经曰：诸脉者，皆属于目。又曰：东方青气，入通于肝，开窍于目。夫目虽为肝窍，而五脏俱备，神之所托。故白珠属肺，黑珠属肝，瞳仁属肾，两角属心，上下眼胞属脾，五脏五色，各有所司。心主赤，赤甚者，心实热也；赤微者，心虚热也。肝主青，青甚者，肝热也；淡青者，肝虚也。脾主黄，黄甚者，脾热也；淡黄者，脾虚也。目无精光，及白睛多而黑睛少者，肝肾俱不足也。

目内赤色，心经积热上攻。宜泻丙火从小便而出，导赤散加黄连、防风。

目内黄者，脾热也。宜泻黄散；上下眼胞肿者，脾经风热，亦同上治。

目连劄者，肝有风也。凡病或新或久，肝风入目，上下左右如风吹，儿不能任，故连劄也。泻青丸。

目直视者，肝有热也。热气入目，障其筋脉，目之两角俱紧，不能转运，故直视也。泻青丸。

小儿初生目闭，此胎热也。内服生地黄汤；外用胆草煎汤洗目上，一日七次，恐延缠则损目。

小儿生下眼胞赤烂者，由产时拭洗不净，以致秽恶侵渍两目角，故两胞赤烂，至长不瘥。真金散。

小儿久嗽，其目两眶肿黑，如物伤损，白珠红赤如血，谓之血眼。内服泻白散，外用贴法。

小儿生下数月之内，目不见物，谓之雀目，由肝虚也。六味地黄丸，常以猪肝煮熟压药。

小儿热病，其目羞明喜暗者，风热也。宜疏散风热，清阳散火汤。

[入方]

导赤散 方见四卷啼哭证治。

泻黄散 治脾经积热，白珠生黄。

藿香梗一钱二分　黑栀仁一钱　熟石膏一钱　北防风一钱　炙甘草五分

净水煎，半饥服。

生地黄汤 治小儿胎热，初生眼闭不开。

怀生地一钱五分　赤芍药一钱　正川芎五分　大当归一钱　天花粉酒炒　炙甘草各五分

灯心十茎，长流水煎，热服。

真金散 治小儿眼胞赤烂。

雅川连　川黄柏　大当归　赤芍药以上各二钱光杏仁去皮、尖，五分

上剉碎，以乳汁浸一宿，饭上蒸过，取浓汁点眼内。

泻白散 治小儿久嗽，两眼黑肿，白珠如血。

芽桔梗　炙甘草　广陈皮　桑白皮　地骨皮

五味等份，水煎，热服。

贴药

大生地一两　大黑豆一两

二味用水同浸一夜，取起捣为膏，贴眼皮上，其血自散。血泪既出，肿黑即消。

六味地黄丸　方见二卷胎病论。

清阳散火汤　治小儿风热眼疾，羞明喜暗。

小条芩　荆芥穗　正川芎　北防风　净连翘黑栀仁　当归尾　熟石膏^{以上各用一钱}　川羌活　炙甘草各五分

灯心十茎，水煎，食后服。

[**目病简便方**]

治目生胬肉，赤脉贯瞳，白膜遮睛，诸般云翳。用白丁香，即麻雀屎也。倒者为雌雀屎，不用；取竖立者，雄雀屎也，不拘多少，取来研末，水飞过，如飞朱砂样，渣滓不用，俟药澄底，倾去清水，晒干。每以些微同乳汁研化，点翳上，其翳自去，神方也。取麻雀屎，寺院中暨城楼上有。

赤眼肿痛，用朴硝一撮，以碗张豆腐一块，将硝放豆腐上，饭上蒸之，俟硝已化，去豆腐不用，取汁点眼自愈。

敷火眼及风热眼。生南星五钱、红饭豆五钱，共为末，取生姜自然汁，调作二饼，贴两太阳穴。

又敷火眼痛极，用大红枣取肉五六枚，葱三四根，共捣如泥，作二小饼，闭目贴之，令其发散。盖眼无风寒，必不疼痛。以此疏散，立时见效。昧者以为火眼必用凉药敷点，而用黄连、黄柏之类，不知抑遏其火邪，不能外出，必变眼珠疼痛，久不能愈，慎之。

治烂弦风眼，百药不治，此方最神。用鲜色铜绿三钱，研细末，以生蜂蜜浓调涂粗碗内，要调略干，稀则少时流出矣；用艾烧烟，将碗覆艾烟上，熏之，须熏至铜绿焦黑为度，取起冷定，以乳汁调匀，饭上蒸过，搽眼皮上及烂弦处，百不失一。

治眼毛倒睫不起。用五倍子为细末，蜜调敷眼皮上，其睫自起。

又方，以无名异为末，纸卷作拈，点灯吹灭，闭目熏之，睫自起。

赤眼肿痛不消，以精猪肉切一片，如指甲大，以水洗净其血，贴于眼皮上，良久易一片，即消。

耳病证治

经曰：北方生寒，在脏为肾，在窍为耳。又曰：肾气通于耳，肾和则耳能闻五音矣。故耳本属肾，耳珠前属少阳胆经。小儿有因肾经气实，其热上冲于耳，遂使津液壅而为脓，或为清汁，亦有因沐浴，水入耳中，灌为聋者。内服蔓荆子散，外用龙骨散搽之。

耳珠前后生疮，浸淫不愈者，名月蚀疮。俗谓以手指月，则令耳之前后生疮。皆用外治之法，黄柏散搽之。

若耳中忽作大痛，如有虫在内奔走，或出血水，或干痛不可忍者，用蛇蜕散。

有忽然气塞耳聋，此由风入于脑，停滞于手太阳经。宜疏风清火，导赤散加防风，或通窍丸。

耳旁赤肿者，热毒也。若不急治，必成大痈，外用敷毒散，内服消毒饮。

[入方]

蔓荆子散　治小儿肾气上冲，灌为聤耳。

蔓荆子　粉干葛　赤芍药　信前胡　桑白皮
淮木通　怀生地　杭麦冬　赤茯苓^{以上俱各一钱}　绿升麻
小甘草^{各五分}

灯心十茎，水煎服。

龙骨散　治小儿聤耳，流脓出汁，以此吹之。

石龙骨^煅　明白矾^煅　真铅丹^{炒，以上各三钱}　胭脂
胚^{一钱}　当门子^{五厘}

共为末，以绵展干耳内脓水，用小竹筒吹药
入耳。

黄柏散　治小儿耳珠前后生疮，浸淫不愈。

川黄柏　白枯矾　海螵蛸　白滑石　石龙骨

以上五味皆等份，共为末，疮湿用干搽，疮干
用猪油调搽。

蛇蜕散　治耳中痛不可忍，或出血水，或干痛。

蛇蜕，烧灰存性，为细末，鹅毛管吹入耳中，
取蛇之善蜕，以解散郁火也。

导赤散 方见四卷啼哭证治。

通窍丸 治小儿耳忽暴聋。

雄磁石^{煅，一钱} 真麝香^{五厘}

共为细末，以枣研烂，和为一丸，如枣核大，绵裹塞耳中；又以生铁一小块，热酒泡过，含口内，须臾气即通矣。

敷毒散 治小儿耳旁赤肿热毒也。恐防作痈。

用绿豆粉不拘多少，以老醋调成膏，敷肿处，干则易之。

消毒饮 治小儿耳旁赤肿，内服之药。

川羌活　北防风　片黄芩　净连翘　芽桔梗官拣参　正川芎　当归尾　北柴胡^{以上俱七分}　小甘草^{四分}

生姜一片，灯心十茎，水煎服。

[耳病简便方]

治小儿无故耳聋。取龟尿滴入耳中，效。或以生麻油日滴三五次，数日即愈。

耳内肿痛，流脓出水。用虎耳草，又名倒垂莲，捣取汁，多灌入耳中，常常用之。此治耳聋之妙药，略加枯矾更妙。

耳内脓水不干。用千层石榴花焙干为末，以小竹筒吹入耳内。

耳外生疮。用黄丹一钱，松香八分，轻粉一分，共为细末，香油调搽。

小儿耳后生疮，为肾疳。以地骨皮研末，筛出嫩末，香油调搽，粗末煎水洗。

诸虫入耳。取猫尿滴入耳中，其虫自出；若用麻油滴之，则虫死难出。取猫尿法：以生姜擦其鼻，则尿自出。

一切恶虫入耳，用稻草烧灰淋汁，沥入耳中。其虫即死而出也。

鼻病证治

经曰：西方白气，入通于肺，开窍于鼻。又曰：五气入鼻，藏于心肺，有病而鼻为之不利也。盖鼻为肺之窍，鼻塞者，肺气不通于窍。然肺主皮毛，风寒外感，则肺气壅闭而鼻塞。川芎膏。

鼻涕者，肺为寒风所袭，而津液不收，则为鼻涕。细辛散疏之。

鼻齆者，肺受风寒，久而不散，脓涕结聚不开，使不闻香臭，则齆矣。万金膏。以上三证，皆宜疏利，俱用通气散。

鼻干者，心脾有热，上蒸于肺，故津液枯竭而干，当清热生津。导赤散加麦冬。

如病已极，鼻干而黑，窍张，长出冷气者，肺绝也。不治之证。

鼻渊者，流涕腥臭。此胆移热于脑，又名脑崩。宜用辛夷散。

凡小儿初生，三朝一七，忽然鼻塞，不能吮乳，不得呼吸者，因乳母夜卧之时，不知回避，鼻中出气吹儿囟门，或因洗水未避风寒，所以致儿鼻塞。通关散。

鼻衄者，五脏积热所致。盖血随气行，得热而妄动，溢出于鼻。宜凉血降火，加减地黄汤；外用吹鼻散。

[入方]

川芎膏 治小儿外感风寒，肺气壅闭而鼻塞。

正川芎　北细辛　小藁本　香白芷　炙甘草^{以上}
^{各三钱} 梅花片一分　当门子一分　光杏仁^{去皮、尖，一钱}

共为末，炼蜜为丸，龙眼核大，每服一丸，灯
心汤化服。

细辛散 治小儿风寒所袭，鼻流清涕。

官拣参　信前胡　北细辛　北防风　正川芎
炙甘草^{俱等份}

共为末，每服一钱，姜、葱汤调服。

万金膏 治小儿风热侵肺，鼻齆不闻香臭。

川羌活　正川芎　北细辛　淮木通　净麻黄
石菖蒲^{各一钱}

共为末，每服一钱，以蜜和匀，姜汤化服。

丽泽通气散 治小儿鼻塞、鼻涕、鼻齆。

川羌活　川独活　漂苍术　北防风　绿升麻
荆芥穗　粉干葛　香白芷　正川芎　淮木通^{以上各一钱}
净麻黄　北细辛　炙甘草^{以上各五分}

生姜三片，大枣三枚，水煎，食后服。

辛夷散 治小儿鼻流浊涕而腥臭。

辛夷仁五钱 苍耳子炒，二钱五分 香白芷一钱 薄荷叶 雅黄连各一钱

共晒干，为末，每服一钱，葱汤调下。

通关散 治乳子鼻塞，不能吮乳。

香附子 正川芎 荆芥穗 直僵蚕 北细辛 猪牙皂以上各五钱

共为细末，以葱白捣成膏，每用药末五钱，与葱膏和匀，摊软帛上。临卧烘热，贴儿囟门上，早晨取去。

加减地黄汤 治小儿鼻中出血。

怀生地二钱 片黄芩 黑栀仁 赤芍药 川郁金 白茅根各一钱

水煎，空心热服。

吹鼻散 治小儿鼻中出血。

黑栀仁炒 乱油发烧，存性，俱等份

共为极细末，以些微吹鼻中。

[鼻病简便方]

鼻疳破烂，用杏仁去皮、尖，捣碎，以纸包压

去油，以成白粉为度。每杏仁粉二分，对真轻粉一钱，和匀吹患处。

鼻流浊涕不止，名曰鼻渊，乃风热在脑故也。用苍耳子炒、辛夷仁、白芷、薄荷等份，为细末。每用一钱，临卧葱汤调服，不以数拘，以愈为度。

鼻中流臭黄水，名控脑沙。用紫贝子，俗名南蛇牙齿，粤人呼狗屄螺。取二三枚，火煅醋淬为末，纸包放地上去火毒。每服一钱，大人二钱，以丝瓜藤煎汤调药，空心服，以愈为度。

鼻被破伤，或擦落。急以猫儿头上毛剪碎，以口中津唾调敷之，自愈。

疳疮蚀鼻，破烂不堪。用五倍子烧灰存性，研末，以腊猪油和涂之。

口病证治

经曰：中央黄色，入通于脾，开窍于口。又曰：脾气通于口，脾和口能知五味矣。故口者，脾之外候。凡鹅口者，口内白屑满舌，如鹅之口，此肺热而心脾为甚，故发于口也，内服沆瀣丹，外以保命散吹之。

口疮者，满口赤烂，此因胎禀本厚，养育过温，心脾积热，熏蒸于上，以成口疮，内服沆瀣丹；外以地鸡擂水搽疮上。地鸡即扁虫，入家砖下有之。

口糜者，满口生疮溃烂，乃膀胱移热于小肠，膈肠不便，上为口糜，以导赤散去小肠之热；五苓散去膀胱之热，当以二方合服。

口疮服凉药不效，乃肝脾之气不足，虚火泛上而无制。宜理中汤，收其浮游之火；外以上桂末吹之。若吐泻后，口中生疮，亦是虚火，理中汤。昧者以为口疮悉为实热，概用寒凉，必不救。

上腭有胀起如悬痈者，此名重腭。由脾胃挟热，气血不能收敛而成。用针刺去恶血，内服沆瀣丹，外以碧雪散吹之。

小儿两颐流涎，浸渍胸前者，此名滞颐。盖涎者脾之液，口为脾窍，脾胃虚寒，不能收敛津液，故涎从口出，而滞于颐。宜温脾丹。

小儿口频撮者，气不和也。盖唇应乎脾，气出于肺，脾虚不能生肺，故口频撮。异功散补脾生肺愈矣。

小儿口撮，面青多哭，此阴寒之至，肝脾虚冷，脐下痛也，理中汤温之。

小儿急欲吮乳，而口不能吮者，心脾有热，舌不转运，泻黄散清之。

［入方］

集成沆瀣丹 方见二卷胎病论。

保命散 治小儿鹅口口疮。

箭头砂　枯白矾　明牙硝三味俱五钱

共为细末，吹之。

导赤散 方见四卷啼哭证治。

五苓散 方见二卷伤暑证治。

理中汤 方见二卷乳子伤寒证治。

碧雪散 治小儿悬痈重腭。

茸蒲黄　洋青黛　白硼砂　明牙硝　生甘草

五味俱等份，共为细末，吹之。

温脾丹 治小儿脾冷流涎，浸渍颐间。

南木香　法半夏各五钱　黑炮姜　漂白术各二钱

广陈皮　杭青皮^{各一钱}

上为末，炼蜜为丸，龙眼核大，每服一丸，米饮下。

异功散　方见三卷伤食证治。

泻黄散　治小儿心脾有热，舌不转运，不能吮乳。

赤茯苓　片黄芩　川黄柏　川黄连　黑栀仁宣泽泻　茵陈蒿^{各一钱}

灯心十茎，水煎，热服。

［口病简便方］

口疮破烂，并治咽喉喉癣、喉痈。用凤凰衣，即伏鸡子壳内皮也。微火焙黄，橄榄烧存性，儿茶三味俱等份，共为末，以一钱为则，加冰片五厘，口疳搽患处；喉病吹入之，即能进饮食。

口疮久不愈，虚火也。用生附子一个，切焙为末，醋和作饼，男左女右，贴脚心，引火下行，自愈。

小儿口角生疮，名燕口疮。以乱发烧灰存性，米饮调服，外即以此敷之。又方，蒸饭时收甑盖上流下气水，搽之即愈。

口唇肿黑，痒痛不可忍。先以磁锋砭去恶血，以古铜钱磨猪油涂之。

治走马牙疳及各样口疳。多年田野中白螺蛳壳，研烂，少加儿茶，共为细末，吹患处，即愈。

治口疳疮及咽喉疼痛。用吴茱萸二两研末，少加面粉，醋调作二饼，贴两足心，以布扎之，过夜即愈。

舌病证治

经曰：南方生热，热生火，火生心，心主舌，在窍为舌。又曰：心气通于舌，心和则舌能知五味矣。夫舌为心之苗，胃之根，小儿多生舌病，以心脾之积热也。故有重舌、木舌、弄舌、舌胎等证，宜辨其虚实而治之。

重舌者，心脾有热。盖脾之大络，出于舌下，有热则气血俱盛，附舌根下，忽重生一舌而短小。内服沆瀣丹；外以针刺去恶血，用蒲黄、黄柏末敷之。

木舌者，心脾积热之气上冲，故令舌肿，渐渐长大，塞满口中。若不急救，必致害人，内服沆瀣丹；外以针刺去恶血，以碧雪散、竹沥调匀，敷之。

弄舌者，脾脏虚热，令舌络紧，时时舔舌，妄人称为蛇丝惊者，是也。切勿以凉寒攻下治之，少予泻黄散服之；不效，四君子汤。或渴欲饮水，面无红赤色，此脾胃津液不足，不可误认为热，宜七味白术散。

面黄肌瘦，五心烦热而弄舌者，此疳证也。须从疳证门参考，宜集圣丸。

大病后精神困惫，饮食少思而弄舌者，凶候。盖气血两虚，精神将脱，速以十全大补汤挽救之。

舌上黑胎，其热已剧，急以薄荷煎汤洗之；如舌转红色者，可治，凉膈散下之；洗不红者，不治。

泄泻后，舌上白胎，此津液不荣，不能上潮于口，为虚热也，理中汤。

[入方]

集成沆瀣丹　方见二卷胎病论。

碧雪散　方见四卷口病证治。

泻黄散 方见四卷口病证治。

七味白术散 方见三卷泄泻证治。

集圣丸 方见三卷诸疳证治。

十全大补汤 方见一卷小产论。

凉膈散 治心脾有热，舌上黑胎。

净连翘一钱 黑栀仁六分 锦大黄五分 薄荷叶六分 片黄芩六分 芒硝五分 生甘草四分

竹叶七片，灯心十茎，水煎，临服加生蜜十匙兑服。

[舌病简便方]

治重舌、木舌，肿满强硬，或疼不止，不能言语，宜用粗针线扎筋头上刺患处，甚者数十刺为妙。只针舌尖及舌两旁，舌中心及舌下切不可针，犯之令出血不止。其刺出之血，以红色者毒轻，紫色者为重，黑色者最危。仍以蒲黄研末，擦舌上即消。

舌或胀大肿硬，即时气绝，名为娶舌。娶，衫入声；蔽棺之饰，谓如娶之蔽于棺上也。用皂矾不拘多少，新瓦上以火煅，变红色为度，放地上候冷，研细搽舌上，立愈。重舌、木舌皆效。

舌肿满不能出声，以梅花冰片研烂敷之，或以食盐、百草霜共为末，井水调敷，即效。

绊舌者，舌根下有筋一条，绊其舌尖，令舌短缩不能吮乳。细视之，明见舌根之下有筋如线，牵绊其舌。用针轻轻挑断之，挑时但挑此筋，不可误伤舌根，为祸不小。曾见愚妇以刀割断之，误伤舌根，流血不止而死。

舌断能重生，用活蟹一只，炙干为末，敷之。此方至神至验。

齿病证治

经曰：天有列星，人有齿牙。又曰：手阳明之脉，入下齿中；足阳明之脉，入上齿中。故知上牙属胃，下牙属大肠，齿属肾。凡齿生迟者，肾气不足也。盖肾主骨，齿者骨之余，肾不足则髓亏，不能充乎齿，所以齿迟。宜地黄丸。

上下牙床肿者，此手足阳明实热也，凉膈散为君，加知母、石膏、升麻为佐，频频含咽。

重龈者，肾脏积热，附龈而肿痛也。以针刺去其血，用盐汤洗净，黄柏为末敷之。

小儿有多食肥肉，齿牙臭烂不可近者，名为臭息。此胃膈实热也，内服沆瀣丹，外以荆沥和姜汁含漱。

牙疳者，初作臭气，次则齿牙黑，甚则龈肉烂而出血，名为宣露。此由肾热，其气直奔上焦，故以走马为喻，宜速治之；若上下唇破，鼻穿齿落者，名曰崩沙。气喘痰潮，饮食减少，则不可治。内服沆瀣丹；外以如圣散敷之。

梦中咬牙，风热也。由手足阳明二经积热生风，故令相击而有声也。必在梦中者，风属阳，动则风行于阳，静则风归于里也。宣风散。

咬牙一证，惟痘疹见此为危候，余则皆无大害。亦有因病战栗鼓颔而斗牙者，治其本证，则自止矣。

牙齿落后不复生者，由于舌舔之故，其肉顽厚，用针刺去血，以鼠骨散搽之，自生。

[入方]

六味地黄丸　方见二卷胎病论。

凉膈散　方见四卷舌病证治。

如圣散　治小儿走马疳，并崩沙、宣露。

用妇人尿桶中白垢，刮下，瓦上煅至烟尽一钱
铜绿二分　麝香半分

共为末，先以蜡树叶浸米泔水洗净，后搽此药。

宣风散　治小儿梦中咬牙。

尖槟榔五钱　广陈皮一两五钱　炙甘草五钱

共为末，每服一二钱，蜜汤调，空心服。

鼠骨散　治小儿齿落不生。

用雄鼠一只，烂去皮，取全骨炙枯，研细末，
加麝香一分，擦刺处，良久，以姜汤漱之。

[齿病简便方]

牙龈溃烂，诸药不效者。用盐榄二三个，连皮
带核，火中煅过存性，加冰片半分，搽之，神效。

走马牙疳，臭烂出血。红枣三枚，去核，以明
雄研末，填满枣内，新瓦盛之，火煅存性，研末
搽之。

又方，凤凰衣，未见水者，焙黄，少加枯矾，
共为细末，搽之。

咽喉证治

经曰：咽喉者，水谷之道也；喉咙者，气之所以上下者也。又曰：一阴一阳结，谓之喉痹。盖咽者胃管，主纳水谷而居后，喉者肺管，专主呼吸而居前，为人一身之总要。若胸膈郁积热毒，致生风痰，壅滞不散，发于咽喉，病名虽多，无非热毒，速宜清解，缓则有难救之患。轻则甘桔汤，重则化毒汤。

如痘疮咽喉痛者，毒气上攻也，加减甘桔汤；喉中生疮，不能吮乳，化毒汤。

小儿为诸骨所哽，骨大难咽者，以鹅毛扫咽吐之；骨小者，用海上方治之。

[入方]

甘桔汤 治小儿胸膈积热，致生风痰而患喉痹。

粉甘草四钱　芽桔梗四钱

以净水煎，细细咽之。

化毒汤 治小儿咽喉证危迫者。

芽桔梗　南薄荷^{各二钱}　荆芥穗　炙甘草^{各二钱五分}

白芒硝^{一钱}　山豆根^{一钱五分}　马牙硝　白硼砂^{各二钱五分}

明雄黄　镜面砂^{各二钱}

共为细末，每服一钱，白汤调下，仍以此药吹喉中。

海上方　治小儿诸骨所哽。

用金凤花根捣碎，以米醋浓煎，用有嘴瓶盛之，口衔瓶嘴，仰面吸药吞之，其骨即下。吞药勿令沾牙。又或以玉簪花根亦可，如上法煎咽。

[咽喉简便方]

治喉闭乳蛾。用鸡内金勿洗，阴干，烧过存性，研末，以小竹筒吹之，即破而愈。鸡内金，即鸡肫胜内之黄皮也。

咽喉内生疮，鼻孔内亦烂，若作喉风治，立死。用白霜梅一个，烧存性，枯矾一钱，穿山甲炙枯一钱，共为细末，吹喉中，神效。

喉疮已破，疮口疼痛，难进乳食。用猪脑髓蒸熟，姜醋调和，服之自愈。

咽中结核，不通水食，危困欲死。用百草霜，以蜜和为丸，如芡实大，每一丸，白汤化开，灌之；甚者，不过二次愈。

误吞针。用磁石研末，以黄蜡熔化，和丸如豆大，吞下，针共丸药同从大便出。

误吞铜钱、金银、钗环之类。只以米糖多服之，久之自出。

误吞铜钱。生慈菇捣汁多饮，自然消化；生荸荠捣汁饮，更妙。

误吞竹木及鱼骨，哽咽不下，用象牙磨浓汁调服；若吞铁钉子，以砂糖拌象牙末服。

治诸骨哽咽不下。用威灵仙三钱，煎汤，频频咽之，其骨即软如绵而下。

诸骨哽咽。用狗一只，倒吊取口涎，徐徐与咽，即化。又或以狗涎半盏，砂糖半盏，调服立消。

凡误吞金银铜铁之类。以盐榄烧灰研末，水调下，其物自出，此方经验极多。

凡诸骨哽咽，谷树叶捣烂取汁服，其骨自软而出。盖威灵仙、谷树叶、楮实子，皆能软骨故也。

龟胸龟背证治

龟胸者，胸高胀满，形如覆掌，多因乳母多服五辛、酒面、炙煿之类；或夏月热乳、宿乳与儿。盖儿肺气最清，为诸脏华盖，日久痰滞，则生风热，肺受火邪，则胸骨胀起。麻痘之后，多有此证。宜清肺降火，杏仁煎。

龟背，生下不能保护，以客风入于骨髓；或儿坐早，劳伤气血；或咳嗽久，以致肺虚，而肾亦无所生矣。肾主骨，风寒乘虚而入于骨髓，致精血不能流通，故成龟背，宜松蕊丹；外以龟尿涂法，此从前所论证治也。

予按： 龟胸有治，龟背乃不治之证，前人证治，犹有未善。虽曰客风入骨，坐早劳伤，咳嗽肺虚，然未窥其病源，无非以现在者言之也。凡小儿禀受真元足者，尝见其赤身裸体，当风露坐，半周之后，坐以座栏，从未闻有客风入骨，坐早劳伤，嗽久而病龟背之说。此证盖由禀父母精髓不足，元阳亏损者多有之。不观小儿龟背，正在命门之间，渐次骨节浮露，其腰如弓，实因骨痿不能支撑之故，岂风邪为患哉？此证百不一救，原无治法，而前人强立松蕊丹，反用麻黄、大黄、独活、防风一派攻伐之药，适足以速其殇也。若以鄙见，但当以六味地黄丸，加上桂、鹿茸，救其先天，复以四君、六君之类，扶其胃气，或可以十中保一，除此之外，并无治法。若谓松蕊丹能治龟背，吾不信也。

[入方]

杏仁煎 治小儿肺受热邪而患龟胸。

锦大黄 好酒九蒸、九晒 天门冬去心 真杏仁去皮、尖，取净仁 淮木通各一钱二分 桑白皮 甜葶苈 熟石膏各八分

水煎，临卧时服，加增分两，以蜜为丸，徐服更妙。

松蕊丹 治小儿龟背，姑存之，可也。

黄松花 陈枳壳 北防风 川独活以上各一两 净麻黄 信前胡 川大黄 青化桂以上各五钱

为末，蜜丸，绿豆大，每服十丸，米饮下。

六味地黄丸　方见二卷胎病论。

四君子汤　方见三卷疟疾证治。

六君子汤　方见二卷非搐吐泻。

鹤膝证治

小儿鹤膝，因禀受肾虚，血气不充，以致肌肉瘦削，形如鹤膝，外色不变，膝内作痛，屈伸艰难。若㿔肿色赤而作脓者为外因，可治；若肿硬色白不作脓者，是属本性，难治。属外因者，十全大补汤，加苍术、黄柏、防己；属本性者，以六味地黄丸，加鹿茸，补其精血，仍须调补脾胃，以助生化之源。

[入方]

十全大补汤　方见一卷小产论。此加苍术、黄柏、防己。

六味地黄丸　方见二卷胎病论。此加鹿茸。

五软五硬证治

小儿生后，有五软五硬之证，乃胎元怯弱，禀受先天阳气不足，不耐寒暑，少为六淫所犯，便尔五软见焉。五软者，头项软、身体软、口软、肌肉软、手足软，是为五软。然头项软，肝肾病也，肝主筋，肾主骨，肝肾不足，故头项软而无力；手足软，脾胃病也，脾主四肢，脾胃不足，故手软而懒于抬，足软而惰于步也；身体软，阳衰髓怯，遍身羸弱，而不能强立；口软者，虚舌出口而懒于言；肌肉软者，肉少皮宽，肌体虚尪之象也。总之，本于先天不足，宜地黄丸以补肝肾，而更所重者在胃，盖胃为五脏六腑之化源，宜补中益气，升举其脾气。倘得脾胃一旺，则脏气有所禀，诸软之证，其庶几矣。

五硬者，手硬、脚硬、腰硬、肉硬、颈硬也。仰头取气，难以动摇，气壅疼痛，连于胸膈，手心脚心，冰冷而硬，此阳气不荣四末也。为独阴无阳，难治。若肚筋青急，乃木乘土位。俱宜六君子汤，加姜、桂、升麻、柴胡，以补脾平肝。若面青而小腹硬满者，不治。

[入方]

六味地黄丸 方见二卷胎病论。此加鹿茸、上桂。

补中益气汤 方见一卷小产论。

六君子汤 方见二卷非搐吐泻。此加干姜、上桂、升麻、柴胡。

丹毒证治

小儿赤游丹毒，皆由心火内壅，热与血搏，或起于手足，或发于头面胸背，游移上下，其热如火，痛不可言，赤如丹砂，故名丹毒。凡自腹出四肢者，易治；自四肢入腹者，难治。治丹之法，先用辛凉解表，使毒渐消，方可搽敷。若先不解毒，遽用搽敷，必逼毒入腹，以致不救。小儿一岁以外者易治，未周岁者难治。治之得法，无论大小。予尝治百日内外火丹，从阴囊下起，按法治之，三日后阴囊蜕去一壳而愈。

小儿十种丹毒，如三日不治，攻入肠胃则不救。宜逐一辨认，依方治之，百不失一。

凡治丹毒，俱宜先服防风升麻汤，以解毒发表；次用磁锋砭去其血，则毒随血散，至神至捷，百发百中。

[入方]

防风升麻汤　总治十种丹毒。

北防风　绿升麻　黑栀仁　大麦冬　荆芥穗　淮木通　粉干葛　南薄荷　润玄参　牛蒡子以上十味各一钱　粉甘草五分

便闭者，加大黄利之。

灯心十茎，水煎，热服。

磁针砭法

用上清磁器，轻轻敲破，取其锋锐者一枚，将筋头劈破，横夹磁针，露锋于外，将线扎紧，以磁锋正对丹毒之处，另以箸一条，于磁锋筋上轻轻敲之，其血自出，多刺更妙。毒血出尽，立时见功。

治丹若不砭去恶血，专用搽敷，十不救一。

[十种丹证]

一、飞灶丹，从头顶起肿，然后散开。先用葱白捣取自然汁，涂之效。

二、走灶丹，从头顶起红肿，痛苦异常。用红饭豆研末，和鸡蛋清调涂。

三、鬼火丹，从面部起红肿。用灶心土研为细末，鸡蛋清调涂。

四、天火丹，从背上起赤点。用桑白皮切碎，焙干为细末，羊油调涂。

五、天灶丹，从两臂赤肿、黄色起。用柳木烧炭研末，净水调涂。

六、水丹，先从两胁起赤肿。用多年锈铁磨浓汁，猪油调涂。

七、葫芦丹，先从脐下起。用尖槟榔切碎，焙干研末，米醋调涂。

八、野火丹，先从两脚起红肿。用乳香去油研末，以羊油调涂。

九、烟火丹，从脚背上起红肿。用猪槽下土研末，麻油调涂。

十、胡漏丹，从阴囊下起红肿。用门槛下千脚土研末，羊油调涂。

更有胎毒重者，遍体皆是。速用芸苔子，即油菜子也。秤过一两，酒一大壶，和研滤去渣，取酒复煎数沸，不拘时，温服一盏。

又方，芸苔菜，即油菜也，取菜叶捣烂敷之，随手即消。如无生菜，干者为末，水调敷。凡丹毒遍身，或连腰周匝，百方不能治者，惟此最神。

水痘露丹证治

水痘似正痘，外候面红唇赤，眼光如水，咳嗽喷嚏，涕唾稠黏，身热，二三日而出，明净如水疱，形如小豆，皮薄，痂结中心，圆晕更少，易出易靥，温之，则痂难落而成烂疮。切忌姜椒辣物，并沐浴冷水，犯之则成姜疥水肿。自始至终，惟小麦汤为准。

小儿生后，百日内外，半岁以上，忽然眼胞红肿，面青暗色，夜间烦啼，脸如胭脂，此因伏热在内，发之于外。初则满面如水痘，脚微红而不壮，出没无定，次至颈项，赤如丹砂，名为露丹。以三解散疏散之。

[入方]

小麦汤 治小儿水痘。

白滑石 地骨皮 生甘草各五分 官拣参 川大黄 净知母 川羌活各四分 葶苈子五分

小麦一十四粒为引，水煎，热服。

三解散 治露丹。

官拣参 北防风 明天麻 川郁金 节白附 锦庄黄 枯黄芩 直僵蚕 北全蝎 陈枳壳 南薄荷 京赤芍 小甘草随宜加减

灯心十茎，水煎，热服。

破伤风证治

小儿或因跌扑，或刀斧破伤，风邪暗袭，伤处发肿，谓之破伤风。速宜治之，不然则发痉矣。内服疏风活血散,外以紫金锭涂之。

[入方]

疏风活血散 治小儿破伤风,已痉未痉者皆治。

全当归　怀生地　赤芍药　北防风^{以上各一钱二分}

鲜红花　大川芎　广苏木　炙甘草^{以上各六分}

生姜三片,大枣一枚,水煎,热服。

紫金锭

山慈菇^{三两}　五倍子^{三两}　芽大戟^{一两五钱}　明雄黄

镜面砂^{各一两}　真麝香^{三钱}

共为细末,糯米饮和药为锭,磨水涂之。

斑疹瘾疹证治

小儿斑与疹,宜别证候阴阳。其燉肿于外者,属少阳相火,谓之斑。其证发于面部,或背部,或四肢,极其稠密,色如锦纹。红赤者,胃热也;紫黑者,胃烂也。宜消斑青黛饮。

其红点发于皮肤之内不出者,属少阴君火,谓之疹。其证发于胸腹手足,稀而少者,此由无根失守之火，聚于胸中，上蒸于肺，隐于皮肤，而成小疹，其状如蚊迹、蚤斑而非锦纹也。理中汤。

斑疹自吐泻者，慎勿止之，因其毒气从上下出，宜调中气。若吐泻后，遍身发热，斑如锦纹者，恐防热气乘虚入胃，其夏月多有此证，化斑汤。

瘾疹多属于脾，以其隐隐在皮肤之间，发而多痒，或不红者，俗人名为风丹。加味羌活散。

[入方]

消斑青黛饮　治阳毒发斑。

正雅连　熟石膏　净知母　北柴胡　黑栀仁润玄参　绿升麻　怀生地　片黄芩^{以上俱各一钱}　官拣参　洋青黛　炙甘草各五分

生姜三片，豆豉二十一粒，水煎，热服。

化斑汤　即人参白虎汤，治阳明胃热发斑。

官拣参一钱　熟石膏四钱　净知母二钱　炙甘草一钱淡竹叶一钱

粳米一撮，水煎，热服。

加味羌活散　治瘾疹作痒，世俗谓发风丹者是也。

川羌活　信前胡　芽桔梗　苏薄荷　陈枳壳
明天麻　香白芷　正川芎　净蝉蜕^{以上俱各一钱}　官拣参
炙甘草^{各五分}

生姜三片，水煎，热服。

搽药方

芸苔菜捣烂取汁，生铁锈、生大黄等份研末，
以芸苔汁调涂之。

诸疮证治

经曰：诸痛痒疮疡，皆属心火。世间疮疡疖疥，
惟小儿最多。岂其稚阳纯气，易与岁运火政相乘
耶？抑不识不知，而寒温动定之乖其道耶？复有父
母之遗毒，为儿终身之害者，可不有以治之乎？

小儿初生，遍身虫疥，与乎流水风疮，一皆胎
毒也。切勿外治，宜内服胡麻丸。倘误用搽洗，逼
毒入腹，以致腹胀，危候也，急服解毒汤为佳。

凡头面遍体有疮，原未搽洗，而疮忽自平，更
加痰喘气急者，切不可下，宜连翘丸解托之。

小儿未过周岁，无论一切疮疥，皆不宜擦洗，总以胡麻丸为主，至稳。

小儿生痈毒肿疖，皆气血凝而火热乘之。内服大补汤，外以紫金锭涂之。

颈上结核肿胀发热者，内服胡麻丸，外以五倍子为末，醋水调敷，一日二易为妙。

[入方]

胡麻丸 治小儿风疮疥癣。

嫩苦参^{五钱} 何首乌^蒸 胡麻仁^炒 蔓荆子^炒 威灵仙^炒 荆芥穗^焙 皂角刺^{炒，以上各三钱} 石菖蒲^炒 白菊花^{各二钱}

上为细末，酒打米糊丸，每一二钱，量儿大小，竹叶煎汤调下。

解毒汤 治小儿疮疥，误用搽洗，逼毒入腹，以此托之。

润元参 净连翘 绿升麻 片黄芩 京赤芍 全当归 川羌活 北防风 怀生地 荆芥穗 淮木通^{以上各一钱} 炙甘草^{五分}

大便秘，加酒大黄。

灯心十茎，水煎，热服。

连翘丸 治小儿疮疥，毒陷入里，以此托之。

净连翘　桑白皮　白头翁　粉丹皮　北防风
川黄柏　青化桂　淡豆豉　海螵蛸　软秦艽　川独
活^{以上各三钱}

上为细末，炼蜜为丸，龙眼核大，每一丸，灯心汤下。

大补汤 治小儿或生痈疽，出脓之后，或顽疮破烂，久不收口。凡一切溃疡，皆属不足，切不可再用寒凉。

官拣参一钱　嫩黄芪　正川芎　净连翘　香白芷
白云苓　大归身　漂白术　怀生地　赤芍药　炙甘
草^{以上俱一钱二分}

每日一剂，生姜三片，大枣三枚，水煎，半饥服。

瘰疬证治

小儿瘰疬，由肝胆二经风热血燥而成。盖二经常多气少血，倘怒则肝火动而血热，肾阴虚则不生木而血燥，燥则筋病，累累然结若贯珠。其候多生于耳之前后，连及颐项，下至缺盆及胸腋之侧，又谓之马刀。初起如豆粒，渐如梅李，或一粒或数粒，按之则动而微痛，不甚热，久之则日益以甚，或颈项强痛，或午后微热，或夜间口干，饮食少思，四肢倦怠，或坚而不溃，或溃而不合，皆由气血不足，往往变成痨瘵。此证本非外科，切忌刀针烂药取去其核。昧者不识病源，误用烂药取核，不知肝胆二经内有相火，抑郁不伸而生瘰疬，为之益气养荣，舒筋散瘀，犹恐不暇，何敢用刀针烂药，以致破烂不收，脓血交并耶？予目击其误治致死者，不可胜记。凡小儿患疬，不可妄治，只宜内服单方，切忌取核，慎之戒之！

凡小儿颈项结核，或三五粒、十数粒，或痛或不痛，或热或不热。用墙根下凤尾草，梗如铁线而黑，叶似凤尾，本草内名石长生，即墙缝中所生小蕨萁也，单取其根，水洗净，每用一两，以糯米浓酒一碗，瓦瓶浓煎，去渣服酒，每日一服，勿求速效。多则一月，少则二十日，其核全消，再不复发。此药气味平淡，更不苦寒，实为神授，药贱而功弘，诚仙方也！

凡小儿耳之前后，忽有疮作核如杏核，大小不一，名马刀疮，为瘰疬之根。用桃树白皮，切三指大一块，刮去外皮，留内一层，贴疮上，以艾炷于桃皮上灸之，觉热痛即止。毋令伤皮，明日又灸，不数次而核消矣。

治小儿瘰疬未溃者，令内消，已破者，能收口，服此一月痊愈。用直僵蚕半斤，先用清水洗三次，去石灰净，晒干炒枯，另将晚米半斤炒熟，共研细末，米糊为丸，重一钱一颗，每日空心时，以夏枯草煎汤，儿大者二丸，小者一丸，研烂调服。常须以甘肥荤润之物滋泽之。

［入方］

紫霞膏 治瘰疬初起，未成者，贴之自消；已成者，贴之自溃；已溃核存者，贴之自脱。并治诸色顽疮，破烂不愈，疼痛不已者，俱皆神效。

用明净松香一斤，研末，鲜色铜绿二两，研末，

以真麻油四两，入锅内先煎数沸，滴水中不散，方
下松香熬化，次下铜绿，煎至白烟将尽，其膏已成，
退火，倾入磁罐收之。凡用时，于热汤内顿熔，旋
摊旋贴。

集成白玉丹 专治瘰疬破烂，多年不愈，连及
胸腋。

《老子》曰：下士闻道，大笑之；不笑，不足以
为道。此则世人闻方，大笑之；不笑，不足以为方。
药则至贱不堪，功则神丹莫并。专治瘰疬破烂，连
及胸腋，臭秽难闻，三五载、十数载不愈者，药到
病起。用新出窑矿石灰一块，滴水化开成粉，用生
桐油调匀，干湿得中，先以花椒、葱煎汤，洗净其
疮，以此涂之，不数日痊愈，真奇事也。昔于道门
一友，患瘰疬烂及胸腋，十数载不愈。一愚人传此
方，用之立应，后以治人，无不愈者，诚仙方也。

梅疮证治 _{附案}

夫梅疮一证，以其肿突红烂，状如杨梅，故尔

名之。西北人名天疱疮，东南则名棉花疮。盖小儿患此者，实由于父母胎毒传染而致也，然非寻常胎毒之可比。盖青楼艳质，柳巷妖姬，每多患此，而少年意兴，误堕术中。由泄精之后，毒气从精道乘虚直透命门，以灌冲脉，所以外而皮毛，内者筋骨，凡冲脉所到之处，无不受毒，此其为毒最深最恶。设初起之时，治不如法，去毒未净，而随至败坏殒生者，有之矣；或遗毒儿女，以致生而不育者，有之矣。世人见此恶道，而不寒心知避者，愚亦甚矣！

小儿亦有不因遗毒而成。盖因偶伤湿热，即或患此，亦不过在皮肤肌肉之间而已。治之者，能知清热解毒除湿，自必痊愈，无足虑也。

[附案]

予高友少处不慎，常发梅疮，治不如法，以致毒气内伏，外虽愈而内成结毒，每夏月则手心多现紫疹，如鹅掌风样。及其生子，皆于月内二十七日，必发此毒。初从阴囊之下，红斑数点，似火丹之状；不数日，则延及遍体，皮肉溃烂，形类火烧，昼夜啼号，诸药莫救；延至半月，则精神竭脱而死。连生三子，有如一辙。友悔恨无及，力恳于予。予虽感其诚敬，而实不得其法，因静思熟计，恍然有得。盖此毒从泄精后乘虚透入命门，直灌冲脉，已为负隅之虎矣，而且盘踞多年，根深蒂固，何可动摇？倘剿捕不得其法，反致蹂躏疆场，损我民物。古人云：多算胜，少算不胜。苟非攻坚破垒，捣巢覆穴，不足绝其根株。因自制一方，名窜毒丸：以鲮鲤甲头尾、胸脊以及四足，各用鳞甲数片，取其穿山透穴，率领诸药直趋毒巢，则内而脏腑，外而经络，凡冲脉所行之地，无处不到，以之为君；用刺猬皮仍依上法，各取其刺，虽搜毒之功不如鲮鲤，而以毒攻毒，力则过之，故以为臣；用蝉蜕、蛇蜕，虽为解毒清热之需，实所以取其蜕脱之义，以之为佐；以芩、连、栀、柏清其雷龙之火；用皂刺、土苓、槐花领毒外出，不使久留精窍，以之为使；复略加人参护其胃气，使之宣行药力，庶无溃乱壅遏之虞，以为四路救应。制而服之，诚所谓得心应手，针芥相投，药未尽而毒出，忽于左脚臁发一恶疮，皮肉紫黑，痛苦异常，号呼床第，一月方痊。嗣是手掌如故，所生子女，不特不发梅疮，而并毫无疥癣。可见病有万殊，理无二致。予素未谙外科，而能拔兹社鼠城狐之毒，恃此理也。倘无其理，而欲邀天下之幸，吾未能信。

小儿梅疮，最为恶候。倘发于一二月间，或半岁之内，最难救治，以其毒禀先天，来路既远，药力难及，即日服数匙之药，杯水车薪，终难有济。昧者但以搽洗之法治之，适足以阻其出路，反致内攻不救。只当缓以图之，庶能保全。先以胡麻丸修制精细，每日服之，三七之后，内毒将尽，方用点药，不三日而疮尽愈矣。此法至神至捷，第不可用之太早，恐内毒未尽也。

［入方］

胡麻丸　方见四卷诸疮证治。

梅疮点药

杏仁一两，热汤泡去皮，以绵纸包之，木槌缓缓搥去油，此物极难得干，必数十换纸，方得油净，以成白粉为度，谓之杏霜。每杏霜一钱，加入真轻粉八分，明雄一分，共研匀，先以槐花煎浓汤，将疮洗净，疮湿则以药干搽之，疮干则以公猪胆汁调搽，三日痊愈，百发百中。此方不特治小儿梅疮，凡外科下疳疮、蜡烛疮，药到病除，久经效验。

［疮疥杂方］

凡半周一岁乳子，偶患疮疡，最忌外治。必先服解毒之药数剂，然后稍用外治，无不愈者。倘不先解毒而妄用搽敷，必致逼毒入内，反为大害，慎之！

治疥神方。大风子肉三钱、轻粉、明矾各五分，共为末，听用。先以腊猪油二两，入麻黄五钱，同入锅内熬之，以麻黄色黑为度，滤去渣，退火冷定，调前末搽之。

治瘰痫白秃头疮方。用鸡蛋十个，去壳搅匀，入小锅，香油荡成一饼，乘热盖儿头上，一时许，蛋冷取下，又将上面用油煎热，再覆头上，数次痊愈，妙不可言。

黄水头疮，即肥疮也。其疮黄水流下即沿生，渐至眉耳，不治则杀人。用黄连五钱、轻粉三钱，共为细末，麻油调成膏，涂粗碗内，须干湿得中，将碗覆转，下烧艾烟熏之，缓缓烧烟，熏至黑色为度，放地上出火毒，次加冰片三分，研匀，香油调搽，数次即愈。

一切无名肿毒，诸般火丹，热瘭湿疮。取阴地蚯蚓粪四两，皮硝二两，共研末，新汲井水浓调。厚敷患处，干则易之。

治热毒疮疥。用生石膏、生硫黄、陈细茶各二钱，共为末，以生猪油和药，捣匀搽之。

小儿诸般疳疮，生于面上遍身，烂成孔臼，俨如大人梅疮。于蒸糯饭时，甑蓬四边滴下气水，以碗盛取，扫疮上，数日即愈。百方不效者，此法如神。

神治小儿热疮。用鸡蛋五枚，煮熟去白，专取蛋黄，再以乱发一团，如鸡子大，同入锅内，以炭火熬之，初甚干，次则发焦，乃有液出，久熬则液渐多，而黄发尽化而成液，以黄发尽为度，取起冷定，取涂疮上，即以苦参末糁之。此神方也。

神治小儿头上软疖，此疖愈而复发，至难除根。

用枳壳一个，刳去穰，磨令口平，以面糊涂抹枳壳四围，安贴于疖上，于一边安一灯心，以通脓水，则脓自出，愈后枳壳自脱，更无痕迹。枳壳，即臭橘子，鲜者更妙。树名铁篱笆，多刺而硬，入家园堑多植之，以御宵人者。此方不独治软疖，凡久年顽疮、臁疮，不能收口，依法用之，无不愈者。

[汤火简方]

凡汤火伤初起，即以食盐研末，用米醋调匀敷患处，频涂不绝，暂时虽痛，却能护肉不坏，然后用药敷贴。切不可用冷物塌、冷水洗，并凉药敷贴。予每见以冷水冲击者，使热气不得出，必致内攻而不救，慎之！

凡汤火伤，闷乱不省人事，急以蜂蜜调汤灌之；若至重者，急以煮过好熟酒数十壶，入浴盆内，以患儿浸酒中。虽至重者，不死。

——女儿火烧手，且骎骎至掌，即以酸醋升余浸之，出醋尚痛，少时痛止，不疮不脓不疤痕，奇方也。

神治汤火伤久经效验者，凡汤火伤烂，皮已脱去，惟有鲜肉，或臭烂不堪，诸药不治者，用猪毛一篮，以破锅炭火煅红，入猪毛在内煅之，少时猪毛消化而成黑液，取起冷定，略加大黄数钱，共研细末，再加冰片一分，研匀，香油、茶油、蜡烛油俱可调搽，至神至灵之方。

凡遭火药烧坏者，先以好酒洗净，次用鸡蛋黄熬油，听用，以大黄研末，鸡蛋油调搽即愈。

卷之五

万氏痘麻

痘 疹

天元赋

痘本胎毒，俗曰天疮。传染由于外感，轻重过于内伤。初起太阳，壬水克乎丙火；次归阳明，血水化为脓浆。所喜者红活鲜润，可畏者黑陷焦黄。势若燃眉，变如反掌。皮肤臭烂，血气虚尫。若救焚兮，徙薪何如焦额；似拯溺兮，落井不及宽裳，原乎一元肇化，二索成祥。欲火动而妄作，胎毒炽而流殃。啼声骤发，机毒深藏。命门养火，胞户收芒。待四时之疫疠，动五脏之皮囊。荣气逆于腠理，恶血发于膀胱。二火相煽，四大成疮。毒之轻者发则微，贵乎调养；毒之重者发则密，急于提防。至于运气推迁，有于胜复升降；时令乖异，无非寒热温凉。苟阴阳之逆理，为气候之反常。五行郁而灾见，九曜窒而变彰。疠气流行，无论郡邑乡党；恶毒传染，岂分黎庶侯王。此则不形于诊，贵在能制其元。先事解散兮，十全八九；临时区处兮，止曰寻常。

大抵气运先岁，痘疹属阳。春夏为顺兮，乐其生长；秋冬为逆兮，恶其收藏。暴寒兮，恐邪毒之郁遏；暴热兮，虑腠理之开张。脓疱春而莫疗，黑陷夏以为殃。秋斑实恶，冬疹非祥。此逆四时之令，休夸三世之方。且如证候殊形，脏腑异状。肝主泪而水疱，肺主涕而脓浆。心斑红艳，脾疹赤黄。惟肾经之无证，惟变黑而可妨。所以观乎外候，因而辨其内脏。呵欠顿闷兮，肝木之因；咳嗽喷嚏兮，肺金之相。手足冷而昏睡兮，脾土困于中央；面目赤而惊悸兮，心火炎于膈上。耳尻属肾，温暖如常。二处烁热兮，下极火炎而必毙；四肢厥冷兮，中州土败而倾亡。

先分部位，次察灾祥。阳明布于面中，太阳行于头上。心肺居胸膈之要，肝胆主胁腋之旁。手足司于脾胃，腰背统于膀胱。泄泻者邪甚于下，呕吐者邪甚于上。气逆而腹痛隐隐，毒深而腰痛惶惶。心热甚而搐搦，胃邪实而颠狂。鼻燥咽干，肺受火邪而液竭；屎硬溺涩，肾由火旺而精亡。气弱减餐者，不任其毒；神强能食者，不失其常。

欲决重轻，但观发热。如占顺逆，须认其疮。毒甚兮身如炎火，热微兮体或清凉。若寒热之来往，定征兆之佳祥。数番施出兮，春回阳谷；一齐涌出兮，火烈昆岗。蚊迹蚤斑，刻期而归鬼籍；蛇皮蚕壳，引日而返泉乡。不喜朱红，更嫌灰白。最宜苍蜡，切忌紫黄。常要明润兮，恐薄嫩之易破；不宜干枯兮，防搔痒之难当。恶候如此，上工审详。面颊稀而磊落，清安可保；胸膈密而连串，凶吉难量。顶要尖圆，不宜平陷；浆宜饱满，切忌虚空。叶康颜色喜老而恶嫩，皮肤爱糙而怕光。焰起根窠，终防痒塌；丹浮皮肉，必致夭殇。头面预肿兮，三阳亢甚；手足厥冷兮，五脏摧伤。疮堆喉舌，毒缠颈项。咽喉痛而呼吸则难，饮食少而吞吐则呛。此天命之安排，岂人力之可仗。

烦躁闷乱兮，七神离散；谵语眩冒兮，五毒猖狂。鼓颔战栗兮肺败，咬牙口噤兮肾伤。渴不住兮焦膈，泻不止兮滑肠。失声兮咽烂，吼气兮腹胀。昼夜搔爬兮，将荣卫之外脱；乳食断绝兮，必胃气之受戕。肿忽消，毒归于里；色反黑，疔起于疮。食谷则呛兮，在婴儿之命促；饮水则喷兮，较医工之短长。

轻重反复，调理乖张。轻变重而可畏，重变轻而莫慌。风寒素慎，饮食如常。出入禁乎男女，盖覆适其温凉。内无妄动，治不乖方。此则变轻之候，实为保命之良。若当犯乎禁忌，或误投乎丸汤。徒肆房室，不顺阴阳。外感不正之气，内伤不时之粮。平人且病，患者敢当？是以顺则逆而逆则险，宜乎轻变重而重则亡。

发自肺经，相连脾脏。气热味辛，燥金受克。形寒饮冷，华盖先伤。浩饮则水来侮土，而成泄痢，过食则脾不运化，而作痞胀。皮毛亏损，肌肉虚尪。起发迟而不胖壮，收靥缓而作脓疮。轻则延绵乎时日，重则泣送于郊邱。奈愚夫之不晓，致生命之夭亡。不信医而祷诸神鬼，枉杀牲而号乎穹苍。

药贵中病，医不执方。喜行温补者，动称乎文中；专用凉泻者，祖述乎仲阳。贵其因人而治，相时而行。正气为先，戒开门延寇；解毒为急，休似虎如狼。首尾不可汗下，法之固执；缓急各有权宜，治之经常。拘其绳墨者，如守株之待兔；惑于方书者，似多岐以亡羊。

且如红焮紫肿兮，凉血为上；灰白平陷兮，补气最良。出不快兮，责表实而发散可用；便或秘兮，责里实而疏利何妨。毒不能速解，毒甚者，令微汗之散越；热不可尽除，热剧者，使小便之清长。三阴多寒兮，必投辛热；三阳多热兮，无过苦凉。安可恶寒而喜热，莫知贵阴而贱阳。

是故补气者参芪白术，养血者归芍地黄。发散表邪，轻葛根而重官桂；疏通里实，微枳壳而甚大黄。解毒兮芩连栀子，快斑兮荆防牛蒡。连翘药内之要领，甘草方中之君相。咽痛求诸甘桔，头肿取乎羌防。木通利其小水，人屎攻其黑疮。气逆兮青皮陈皮，胃寒兮丁香木香。泄泻无如苓术，呕吐莫若生姜。麦冬干葛而止渴，厚朴腹皮而消胀。望月砂退翳有准，穿山甲折毒无双。枳壳麦芽山楂子，消宿食而克化，大黄干葛地骨皮，解余热以清凉。咳嗽以枳桔，又用杏仁，痢疾以黄连，再同木香。苦参主乎热毒，溺白治其疳疮。用之合宜，工可称良。

其诸药物，各有主张。春夏桂枝而少服，秋冬芩连而莫尝。疮若干枯，白术非其所贵；色如红艳，黄芪岂可入方。里虚少食者，勿投枳实；表虚多毒者，休使生姜。汗自出兮，用干葛重虚其表；溺本数兮，加木通再损其阳。泄泻酸臭兮，诃蔻不宜轻用；呕吐清冷兮，连栀安得作汤。凡用芩连，必资炒制，如加丁桂，须假寒凉。应制伏而不诛无过，保和平而万寿无疆。

大势若平，余邪须讲。热毒流肝兮，双睛生翳；火邪入脾兮，四肢成疡。口内生疮兮，烂龈破舌；腹中作痢兮，腐胃败肠。皮肤嫩而洗浴太早，因以添热；脏腑虚而甘肥太过，遂致内伤。若中风寒，凝痰作嗽，如逢挦挦，灌蚀归疮。

嗟夫！罹此证候，其苦非常。外缠皮肉，内连腑脏。改换形容，如蛇蜕皮，龙换骨；淋漓脓血，若蚓在灰，蟹在汤。轩岐置而未言，秦汉弃而无方。古无此证，或云起于建武；今有是疾，相传得于南阳。拘于日数者，不知轻重之责；执其偏见者，枉增虚实之防。本温再热，已寒又凉。徒自胶而必固，反致恶而见殃；泄骨髓之真诠，非其人而不授。宣肺腑之秘奥，牢记诵而莫忘。

痘疹西江月 凡四十八首

痘疹毒从何起？母胎火毒流传。生来秽物下喉咽，藏在命门里面。一旦天行时气，感令相火熬煎。毒从骨髓见皮间，彼此一般传染。

五脏各有形证，认时须要分明。往来寒热睡脾经，呵欠顿闷肝证。咳嗽喷嚏受肺，面红惊悸属心。惟肾清静忌邪侵，手足耳尻俱冷。

五脏各有一证，其间治法难同。肝为水疱肺为脓，大小疮形异种。脾证发为疹子，心经现作斑红。肾为黑陷病多凶，纵有灵丹何用！

痘疹要知顺逆，天时人事相随。大端阳火是根基，若遇阴寒不喜。春夏发而多吉，秋冬逆以何疑。如逢稠密必凶危，稀少方为平易。

治法而今不定，清凉温补分明。各持一见论纷纭，自曰予为神圣。解毒喜行凉泻，补中爱使辛温。不明时令与元神，枉自捕风捉影。

假令天时暄热，辛温助为灾殃。严凝凉解雪加霜，病者如何抵挡？壮实再行温补，虚尪又使寒凉。虚虚实实伐元阳，无异隔靴爬痒。

看取时行疫疠，天时热气炎炎。精神肥健食能兼，解毒清凉甚便。若是风寒太甚，虚羸吐泻连绵。此宜温补法为先，又在医人活变。

痘疹要知轻重，吉凶顺逆精通。毒轻疮少顺家风，汤药不宜妄用。疮密毒重为逆，皮肤寸寸成脓。此般形证例多凶，仔细扶持休纵。

轻者三四次出，头面胸背稀疏。小便清利大便稠，饮食如常充足。重者遍身齐出，状如麻子麦麸。咽疼泄泻闷悠悠，饮食不思可恶。

多有先轻后重，只因触冒风寒。房劳不避秽腥干，食饮偏于冷暖。闲杂人带秽厌，诸般禽兽盘桓。庸工术浅误汤丸，反使痘疹变换。

重者变轻何以？常常和暖衣衾。房中谨密少人行，饮食随时添进。未见误投汤药，不曾妄啖酸腥。此为人事夺天灵，安可归于有命！

要识痘疮死证，无过五证分明。紫黑喘渴闷何宁，痒塌咬牙寒噤。灰白顶陷腹胀，皮嫩易破成坑。泄泻气促见鬼神，声哑头面足冷。

既识五般死证，其间吉病如何？疮头饱满作脓窠，任是推磨不破。四畔根盘红活，安眠静卧平和。光壮收靥不蹉跎，管取介疾勿药。

黑陷干枯肾败，咬牙寒战肝伤。失声喘气肺摧创，泄泻脾虚腹胀。痒塌闷乱心死，狂言见鬼神亡。皮嫩易破气无阳，便血阴崩模样。

首尾不可汗下，汗时腠理开张。风寒易入透斑疮，收靥不齐火旺。误下必犯脾胃，无事自取内伤。泄泻黑陷致倾亡，枉使魂灵飘荡。

大抵痘疮未出，先须升葛参苏。如斯不出汗忙疏，红点见时药住。大便若还秘结，轻轻四顺相符。

假饶自利伐无辜，定与阎罗掌簿。

调痘无过二法，补中解毒兼行。补中参术草芪苓，枳实山楂有应。解毒芩连栀柏，连翘枳实防荆。芎归养血妙如神，加减消详前定。

血气要分虚实，但于疮色推求。紫肿红焮血实由，四物内加解毒。灰白中陷气弱，四君子是良谟。略加解毒药相符，补气实脾无误。

但是痘疮初出，如逢热盛昏醒。解毒发散药先行，莫待临渴掘井。桔梗升麻干葛，连翘甘草黄芩。牛蒡栀子木通荆，蝉蜕防风作引。

若是如常潮热，只消干葛升麻。芩连甘草赤芍加，牛蒡连翘无价。或用参苏饮子，青皮木香内加。煎来一服胜灵砂，痘见表疏才罢。

初热多生搐搦，急将导赤疏通。木通甘草与防风，生地黄连同用。再加辰砂调服，须臾救护朦胧。此方端的有神功，管取行之必中。

壮热不曾出现，大便秘结难通。颠狂唇裂眼珠红，此证凶险堪㧑。急与芩连栀柏，大黄酒炒疏中。连翘牛蒡与木通，贯众射干俱用。

自此出而稠密，认他虚实调医。虚家泄泻色如灰，大补十全堪取。若是肿焮红绽，芩连栀柏芎归。翘蒡升葛桔甘奇，此个真机妙秘。

灰白不能起发，又加泄泻频频。温中妙药不宜停，急急扶危济困。当归黄芩芍药，甘草干姜人参。木香栀子及青陈，官桂丁香灵应。

毒甚常生咽痛，可怜饮食难尝。射干甘桔最相当，连翘升麻牛蒡。若是痘堆颈项，此名锁膈凄惶。一朝破烂命将亡，变作喑哑水疮。

起发状如蚕壳，干枯不见水浆。此名血竭毒归藏，不治必然命丧。当归地黄养血，参芪甘草温良。连翘牛蒡与木香，桔梗青皮发旺。

起发常将捻视，切防黑陷来攻。若然黑陷现其中，药点许多妙用。豌豆七粒烧过，乱发火煅和同。珍珠水浸胭脂红，针破搽之自肿。

药点反加黑陷，丧门吊客匆匆。百祥牛李与宣风，总是脱空卖弄。不如人猫鸡犬，四股屎煅和同。木香汤引妙无穷，妙法半文不用。

起发初生瘙痒，比于痒塌争差。伤寒身痒表留邪，痘亦同兹休讶。治用疏风凉血，荆防翘蒡芎麻。
地黄归葛效堪夸，竹叶木通无价。

　　大抵痘宜胀痛，最嫌虚痒相干。只因饮食湿邪
攒，心火克而闷乱。外宜茵陈艾炬，内宜参术汤丸。
若还痒止证方安，抓破面皮凶断。

　　何为正面怕痒，面含五脏精华。假如破损实堪
嗟，气散魂飞魄罢。尤忌先伤正额，心经火带虚邪。
几番试验不争差，寄语明人体察。

　　相火位居正额，出现胖壮休先。果然额上痘蝉
联，大抵凶而不远。喜是两颐口鼻，始终都在其间。
任教稠密势缠绵，到底终无倾险。

　　起发成浆欲靥，忽然泄泻来攻。此时脾胃不宜
空，变出百端可恸。多是内伤饮食，只求药有神功。
若还消肿泄淋脓，父母北邙泣送。

　　先用人参白术，黄芪炙草煨姜。茯苓山药及木
香，大剂煎来温养。不效次求豆蔻，木香芡实良方。
三番只有异功良，此实尽头酌量。

　　记取成浆欲靥，最防厌秽腥膻。大黄苍术共烧
烟，可解一切秽厌。内服调元饮子，黄芪炙草人参。

当归苍术酒芩连，犯着荆防既变。

到得成浆痘熟，依时都要成痂。若还腐烂臭腥加，此是表虚堪讶。急进参芪归术，荆防苍葛升麻。连翘牛蒡密蒙花，休得弄真成假。

若是痘疮熟烂，皮破脓血淋漓。内服归术与参芪，牛蒡连翘官桂。外用多年败草，晒干研细成灰。铺开床席任施为，最解火邪毒气。

痘熟不能收较，反行破烂成疮。一时焦痛甚难当，请问如何发放？但取甘草滑石，辰州豆粉清凉。蜜调涂上便安康，此法不留书上。

有等痘疮纯正，缘何日久难收？请君仔细问根由，不可临时差谬。或是曾伤冷水，或因秘结热留。两般治法各推求，不枉青囊异授。

果是曾伤冷水，湿伤脾胃皆虚。脾应肌肉主中区，无怪血脓流注。可用参芪苍白，青陈甘桔无拘。丁香官桂有方书，救里收表妙处。

如是大便秘结，三朝一七未通。此为热气内蒸烘，因此毒难开纵。内服归黄麻子，大黄略入相攻。再行胆导妙无穷，管取成痂去壅。

收后许多余证，医家须要分明。毒留肝脏目生疗，翳障瞳人隐隐。毒入肺脾痈肿，责归手足阳明。内伤外感要调停，免致多生怪病。

两目忽然肿痛，痘家毒入肝经。轻为浮翳掩瞳睛，重则终身废病。去翳菊花蝉蜕，蒙花蒺藜谷精。各为细末共和匀，汤煮猪肝作引。

痈毒发于肢节，常常脓血不干。不知调理早求安，废疾终身为患。内服千金托里，外涂太乙金丹。排脓长肉未为难，任是千金不换。

痘后不宜澡浴，痘疤皮嫩易伤。不知禁忌受寒凉，遍体热生痛僵。此因伤寒劳复，不宜官桂麻黄。只须九味羌活汤，次以补中调养。

痘后或伤饮食，致令腹痛非轻。不宜转下损脾经，消导方为对证。白术人参枳实，黄芩大麦青陈。山楂白茯与砂仁，积化痛疼俱定。

痘烂不齐收靥，正面灌痛流脓。急防两目毒来攻，解毒清凉好用。酒炒芩连栀柏，连翘蝉蜕木通。升麻牛蒡苦参同，细研酒丸酒送。

大凡痘疮一证，名为百岁圣疮。如龙蜕骨换心肠，又似蝉蜕壳样。出现光壮收靥，落痂颜色相当。饮食寒暑顺阴阳，自此精神长旺。

痘疹顺险逆并五善七恶

顺证　气血冲和，痘毒宣畅，精神素健，食饮如常，不必施治。

险证　气血不舒，痘毒壅遏，或杂证搅扰，开落失期，速宜施治。

逆证　痘毒凝结，气血干枯，怪证丛生，病不对药，治之无功。

五善　一、饮食如常；二、大小便调；三、疮色红活，皮厚坚实；四、脉静身凉，手足温暖；五、声音清亮，动止安和。五者不能尽得，得一二亦自清吉。

七恶　一、烦躁闷乱，谵妄恍惚；二、呕吐泻利，饮食不能；三、黑陷焦枯，痒塌破烂；四、头面预肿，鼻煽肩抬，目张唇裂；五、喉舌溃烂，食入即呕，饮水则呛；六、寒颤咬牙，声哑色暗；七、腹胀喘促，四肢厥冷。七者不必皆有，有一二亦自难为。

七恶之外，又有浑身血疱，心腹刺痛，伏陷不起，便溺皆血，寻衣撮空，是又卒死而不可救者。

痘疹总略歌凡一十一首，共一十五方

痘虽火毒肇胚胎，不遇天行不见灾。

郡邑若逢痃疠日，预施灵药解将来。

凡痘疹之证，皆由父母胎毒蓄于命门之中。命门者，下极丹田也，为人身生化之源。或遇冬温，阳气暴泄，人则感之，触动相火，至春夏生长之时即发，传染相似，是谓天行疫疠也。未出痘疹者，但觉冬温，宜先服解毒之药，如辰砂散、三豆汤、代天宣化丸之类，使毒气无倾伏留连之患。如脾胃素弱者，更宜调其胃气，间以四君子汤加陈皮、木香之属与之，使胃气和畅，荣卫流通，使痘易出易靥也。

予按：代天宣化丸，即韩氏之五瘟丹也，苦寒克削，损胃败脾，纵能解疫疠之毒，未必能预解先天之毒，即使能之，亦只可行于藜藿禀实之儿。倘

膏粱禀怯，不察妄投，吾恐毒未解而胃先损，痘未至而中已寒，预伐无辜，暗伤真气，乃出痘时，反不能救，夭枉相仍，咎将谁诿！盖藜藿禀实而毒轻，无俟于解；膏粱禀薄而毒重，势不能解。岂有先天之毒，深藏潜伏于命门之中，毫未发觉，而敢用此沉阴沍寒之品，预伐其生机，诚为危道，必不可行，即欲解之，又不若三豆汤之为得也。

欲知痘疹吉凶机，察色观形在细微。

年寿山根犹紧要，鲜明可喜暗青非。

痘疹未出之先，欲知吉凶轻重，但于面部推之。其色红黄明润者吉，青黑昏暗者凶。相书以山根管命宫，年寿管疾厄，所以二处尤为紧要也。

汗下虽然谓不宜，刻舟求剑岂通医？

能分虚实知权变，可越乾坤造化维。

首尾不可汗下，诚痘科固执之言，然亦自其平证语之耳。若遇风寒外袭，应出不出，则汗剂仍不可少。如大便连日不通，烦闷狂躁，不与下之，宁不夭人生命，是下剂之所必用。但能消息虚实，与时权变，斯可谓之通医。

始终便溺自调嘉，便若艰难事可嗟。

腹胀喘呼多壅遏，急行疏导免留邪。

此言可利则利者也。大抵痘疮始终小便清利，而大便滋润者为顺。若小便或秘，急宜利其小便，宜八正散；若大便秘结，速用通幽汤滋润之。

痘家脉证喜中和，徐疾由来不可过。

弦急浮洪为实候，微迟短涩属虚多。

夫人以胃气为主，脉亦当以胃气为主。脉有胃气，则气象中和，所谓弦不弦，石不石者是也。太过为实，不及为虚，最宜消息。

痘疹伤寒证一般，上工临证贵详端。

休将汗下轻相试，解表和中病自安。

痘疹发热与伤寒相似，但伤寒只见一经形证，若痘疹则五脏之证皆见。如呵欠顿闷，肝证也；乍冷乍热，手足稍冷，好睡，脾证也；面燥腮赤，咳嗽喷嚏，肺证也；惊悸不宁，心证也；尻凉耳凉，肾之平证也；若尻耳俱热，则邪伏肾经也。

痘疹虽然本属阳，往来微热始相当。

倘逢昼夜身如火，解毒须教小便长。

　　凡痘疹属阳，非热不成，故治痘不可尽除其热。如热太甚，毒未发尽，只宜解毒兼利小便，宜连翘升麻葛根汤。

　　食饮能多胃气充，自然荣卫两丰隆。

　　休言食少无他虑，但恐脾虚毒内攻。

　　痘疹始终能食者，其人脾胃素强，自然气血充实，易壮易靥。若一旦食减，即宜询问。或咽喉肿痛，宜甘桔汤；伤食者，橘皮汤；若非以上二证，因脾胃气弱，不能消食者，宜参苓白术散运用之。

　　最宜安静号和平，表里无邪心自清。

　　忽尔躁烦宜审谛，更防神爽欠分明。

　　痘疮以安静为贵，此表里无邪，不必服药。但有烦躁，必毒气壅并，表里不宁，宜审谛之。如搔爬不宁，疮痒也；心神不宁，里热也；呻吟不止，疮痛也。非折肱之手，莫能识其病情。以上治疗见后。

　　四时分治证须真，暑湿风寒各有因。

　　异气莫教轻触犯，灾危反复立缠身。

　　大凡治病之道，春夏养阳，秋冬养阴，故春病治在肝，夏病治在心，秋病治在肺，冬病治在肾，不可逆也。治痘之人，切须识此。如天有烈风暴雨，酷暑严寒，常要谨其帷幄，适其寒温，寒则盖覆欲厚，热则居处欲清。苟伤热则血气淖泽，疮易腐烂；偏寒则血气凝滞，疮难起发。若有触犯，轻则变重，卒生异证，是谓灾怪。如暴风连日，病见伤风之证，治以桂枝葛根汤；如寒威凛烈，病见伤寒之证，治以正气散；若酷暑熏蒸，病见热证，治以人参白虎汤；倘值久雨侵淫，有受湿之证，泄泻身重，治以胃苓汤。

治痘皆言在补脾，补中有害少人知。

虚虚实实休轻放，审症施方贵合宜。

凡痘疮始终以脾胃为本。若饮食如常，六腑充实，不须服药。若补其脾，反增烦躁，为害匪轻；倘不能食，常多泄泻，此气虚也，宜四君子汤助之可也。

[入方]

辰砂散 预解时行痘毒。

镜面砂一钱，研末、水飞　　干丝瓜近蒂三寸，连皮、带子，

烧灰存性

上研末，蜜水调，分三次服。

三豆汤 预解痘毒，不损元气。

红饭豆一升　黑大豆一升　鲜绿豆一升　生甘草
三两

上以三豆淘净，甘草切碎，入雪水八升。若无
雪水，以长流水代之，同煮豆熟为度，去甘草，将
豆晒干，又入原汤内，再浸再晒，汁尽为度，逐日
取豆与儿食之，最解痘毒。

代天宣化丸即五瘟丹 预解时行疫疠，传染相
似，并治痘毒。

人中黄属土，甲己之年为君　片黄芩属金，乙
庚之年为君　川黄柏属水，丙辛之年为君　黑栀仁
属木，丁壬之年为君　雅黄连属火，戊癸之年为君
鲜苦参佐　荆芥穗佐　北防风佐　净连翘佐　山豆
根佐　牛蒡子佐　家苏叶佐

前五味，视年之所属者以为君，其余四味俱以
为臣。为君者分两倍之，为臣者半之，为佐者如臣
四分之三。冬至之日，修合为末，取雪水煮升麻汤，

加竹沥在内，煮神曲糊为丸，龙眼核大，用辰砂化、明雄黄为衣，每服一丸，竹叶汤化下。

制人中黄法：取大甘草不拘多少，纳于新竹筒中，紧塞其口，放在粪缸中，浸七七日，取起，晒干听用。

八正散 治痘疹小便秘涩，宜清心火，利膀胱。

淮木通　白滑石　小甘草　净连翘　绿升麻　结猪苓　赤茯苓　陈瞿麦　淡竹叶以上各一钱

灯心十茎，水煎，热服。

通幽汤 治痘疹大便秘结，宜润肠凉血降火。

紫草茸　当归尾　怀生地　火麻仁　陈枳壳　酒大黄　尖槟榔　鲜红花　桃仁泥俱等份

生姜一片为引，水煎，热服。

连翘升麻葛根汤 治痘毒不能尽发，宜升托之。

净连翘　绿升麻　粉干葛　京赤芍　芽桔梗　酒黄芩　黑栀仁　淮木通　麦门冬　牛蒡子　白滑石　炙甘草

淡竹叶七片，灯心十茎为引，水煎，热服。

加味甘桔汤 治痘疹不能饮食，由咽喉作痛。

大甘草　芽桔梗^君　牛蒡子　鲜射干　绿升麻
荆芥穗

灯心十茎，水煎，热服。

橘皮汤　治痘疹不能饮食，由伤食所致。

广陈皮　杭青皮　陈枳壳　南木香　生甘草
山楂肉　白云苓

麦芽一撮为引，水煎，空心服。

参苓白术散　治痘疹脾胃虚弱，不思饮食。

官拣参　漂白术　白云苓　粉甘草　京楂肉
真广皮　芽桔梗　南木香

砂仁三粒为引，水煎，半饥服。

桂枝葛根汤　治痘疹初起，伤风咳嗽自汗。

柳杨桂　京赤芍　粉干葛　北防风　炙甘草

生姜三片，大枣三枚，水煎，热服，略暖盖覆。

正气散　治痘疹初起，因伤于寒，作热无汗，
头身痛，肢强。

漂白术　广陈皮　川厚朴　南木香　净麻黄
柳杨桂　炙甘草

生姜三片，大枣一枚，水煎，温服。

人参白虎汤　治痘疹初起，夏月伤暑，大热烦躁作渴。

官拣参　净知母　熟石膏　陈香薷　大麦冬
藿香叶　白扁豆　淡竹叶　炙甘草

粳米一撮为引，水煎，热服。

胃苓汤　治痘疹初起，伤湿泄泻身重。

漂苍术　广陈皮　紫厚朴　漂白术　白云苓
结猪苓　宣泽泻　嫩桂枝　炙甘草

灯心十茎，水煎，热服。

四君子汤　治痘疹脾虚食少，更多泄泻。

官拣参　漂白术　白云苓　炙甘草

生姜三片，大枣三枚引，水煎服。

四物汤　治痘疹能食，大便秘，疮红肿。

白当归　正川芎　杭白芍　怀生地

生姜一片为引，水煎，热服。

发热证治歌　凡一十五首，共二十五方

痘疮初起身先热，轻重吉凶何以别？

热轻毒浅吉堪云，热重毒深凶可说。

凡发热乍进乍退，与微热者，其痘必稀而轻，毒亦浅，不必服药；若蒸蒸作热，烦躁昏眩，其痘必密而重，毒亦深，宜发表解毒托里，加味葛根汤。

初逢热渴邪藏里，切忌冰瓜与冷水。

生津止渴是良图，小渴任之而已矣。

凡发热作渴，因痘毒内蒸，销其津液，故令口干而渴。微者频以炒米汤与之，切不可以冷水、冻柿、柑、梨、西瓜、菱角之类，食之反伤胃气，亦不可以椒姜汤饮之，恐生疮毒而有他变。渴甚不止，宜解毒葛根汤。

如痘已出齐，或起发，或收靥而渴不止者，宜人参麦冬散。

如泄泻不止而作渴者，此脾胃虚弱，津液枯也，宜七味白术散。

腹痛刚逢发热时，毒攻于里报君知。

大肠秘结须攻下，莫待临危悔已迟。

书云：发热腹中痛，痘疮毒内攻。发多生不久，发少更防痈。可见痘疹腹痛，即是毒气内攻，便当托里化毒为上，不可逡巡以生他变。若饮食如常而腹痛者，宜化毒汤。

如大便秘结，烦躁作渴而腹痛者，宜三黄解毒汤；若泄泻而腹痛者，宜建中托里汤。

发热腰疼毒伏留，几人逢此得优游。

人参败毒真奇绝，痛减疮稀病可瘳。

凡痘疹发热腰痛，其证最恶，速用人参败毒散托之。服药后痛止者吉，不止者凶。

初时发热多风搐，要识病源属肝木。

木能胜土又归心，风火相争脾不足。

凡痘疮发热有作搐者，因木邪盛而侮土，以导赤散加辰砂服之即止。此痘甚好，以搐搦发散于四肢故也。

如痘应出不出，而搐搦不止，宜泻青导赤散解之。服药后搐止，但心烦啼叫，用麦冬导赤散清之。

若痘已收靥，余热不退而作搐，此大虚之候，多不可救，但父母不忍坐视，强而治之，当以宁神汤合抱龙丸，倍加人参服之。轻者可愈。

热时吐泻相兼作，上下毒伸无郁遏。

三焦火盛热中求，日久须防脾胃弱。

凡痘疮发热，有呕吐者，有泄泻者，有吐泻兼作者，不可骤止，令毒上下得出。但痘疮现形，吐泻即止者，吉兆也。如久不止，先以理中汤和之；如仍不止，以豆蔻丸止之。服药后吐泻既止，更服调中汤，使脾气实，其痘易壮易靥也。

狂言躁扰疑逢鬼，神识昏迷热在里。

镇心解毒以平期，谵妄不休应不起。

凡痘疮发热，妄有所见而谵语者，或昏昏好睡，梦中呓语喃喃，或狂走，寻衣摸床，皆毒气内攻，神识不清所致也，急用镇心解毒之药，以辰砂导赤散主之。服药神情复旧者吉，不止则凶，不可治也。

浑身发热四肢寒，脾胃虚衰阴冷干。

益气补中应令暖，仍前疮盛急寻棺。

凡痘疮浑身宜热，独耳尻二处宜凉。所以痘疹之证，头宜凉，手足宜温。若反冷者，此脾胃虚弱也。四肢脾胃所司，宜补中益气，扶其中气斯可矣。

发热熏蒸血妄行，不知何道血如倾？

但从鼻出方无忌，别道来时祸立萌。

人身之血，不可妄动，痘疹之火，熏烁于内，迫血妄行，随火而动，或从口出，或从大小便出，皆死证也。若从鼻出者，或有可救之机，宜玄参解毒汤清之；若烦躁闷乱，出血不止，此阳痘出血之证，多不可治。

晨昏发热浑无歇，口舌生疮唇破裂。

咽喉塞痛食难尝，方用黄连及甘桔。

凡痘未出而热不止，昼夜烦躁，口舌生疮，唇裂咽痛，此毒火熏蒸，其热甚急，治不宜缓。急以黄连解毒汤合甘桔汤治之；服药不效者，不治。

微微热汗吉之机，腠理疏通毒发稀。

但恐汗多阳气弱，调元固胃效无违。

凡痘疹发热自汗，此不必治。盖腠理疏通，毒气发越，无郁遏也。所以古人喻如庖人蒸笼之法，但欲其松耳。如恐汗出太多，卫气反弱，痘疮不能成就，用调元汤以止之。

恶热憎寒且战兢，表虚邪正两相凌。

但将柴葛加官桂，升散余邪吉可称。

痘疹所忌者寒战，如发热之时，憎寒振振战动者，其人表气素虚，痘疹欲出不出，留连于肌腠之间，邪正交争。振战，火之象也，宜柴葛桂枝汤升散之。

发热绵绵不现形，其间凶吉费调停。

解肌托里须斟酌，施治详明内外宁。

凡痘发热三日便出者，常期也；如过四五日犹不出，热势绵绵无休歇者，吉凶之兆未可卜也。急与解肌托里，分内外治之，疏者吉，密者凶。

如劳苦之人，皮肤粗厚，腠理闭塞，及风寒外感，疮为外邪所遏，不易出者，此外因也，宜麻黄解毒汤。

如因虚吐泻，毒气内陷而不出，及伤饮食，陈物菀萆肠胃之间，与毒合并，郁而不出者，此内因也。体虚者，以托里十补汤托之；体实者，以枳实导滞汤微利之。

发表之时少定方，古人专用葛根汤。

能通权变知增减，何必劳劳问短长。

时师治痘，方其发热，但知用葛根汤，一见红点，便禁而不用。此乃不知权变者也。如痘见热除，表里无邪，所以不可再用葛根汤；若痘已见，热甚不退，此毒深于内，尚恐葛根汤力小，不足胜任，宁可止而不饮耶！

解毒升麻汤最良，红斑虽见饮何妨。

时师胶柱无变通，一见红斑未敢尝。

凡痘发热，初用解毒之剂，详见各条之下，此不重赘，但附葛根汤加减之例于后，俾临证择用可也。

[入方]

加味葛根汤 治痘初热，毒气深重，大热眩晕。

绿升麻　粉干葛　京赤芍　炙甘草　荆芥穗　北柴胡　牛蒡子　白桔梗　净连翘　淮木通　北防风

水一碗，淡竹叶七片为引。

如大便结，加紫草、红花；作渴，加麦冬、花粉；腹痛，加酒大黄；或秘结，亦用酒大黄解之。

解毒葛根汤 治痘疹初热，口渴不止。

粉干葛　天花粉　绿升麻　杭麦冬　怀生地　酒黄芩　粉甘草　茅根汁

水煎众药熟，以茅根汁兑服。

人参麦冬散 治痘已出，或收或靥，而渴不止。

官拣参　杭麦冬　粉干葛　漂白术　天花粉　酒黄芩　炙甘草

水煎，以竹沥，乳汁兑服。

七味白术散 治痘因泄泻，津液不足而作渴者。

官拣参　白云苓　漂白术　南木香　藿香叶　炙甘草俱等份　粉干葛君

水煎，徐徐代茶饮。

化毒汤 治痘初起，饮食如常，别无他证而腹痛。

粉干葛　杭白芍　杭青皮　广木香　陈枳壳　京楂肉　净连翘　炙甘草

水煎，热服。

三黄解毒汤 治痘初热，烦躁作渴，大便秘结腹痛。

酒黄芩　酒黄连　紫草茸　鲜红花　小枳实　淮木通　小槟榔　酒大黄

水煎，滚热服。

建中托里汤 治痘初热，因泄泻而腹痛。

官拣参　炙甘草　绿升麻　粉干葛　白云苓
陈枳壳　芽桔梗　小川芎　北柴胡　川独活

水煎，姜引，加竹沥兑服，或五苓散加独活
亦可。

导赤散　治痘初起，发热作搐。

大生地　淮木通　苏薄荷　北防风　炙甘草
镜辰砂另研

灯心十茎为引，水煎，以辰砂末调服。

泻青导赤散　治痘应出不出而作搐。

当归尾　淮木通　黑栀仁　川羌活　北防风
小川芎　酒黄连　生甘草

淡竹叶七片，灯心十茎为引，以竹沥兑服。

麦冬导赤散　治搐搦后，心烦啼叫不宁。

淮木通　杭麦冬　黑栀仁　生甘草

灯心为引，水煎服。

宁神汤　治痘后作搐，至危之候。

石菖蒲　白茯神　黑栀仁　川雅连　淮木通
官拣参　炙甘草

灯心十茎为引，水煎，入竹沥，人参汤兑服。

抱龙丸　合前宁神汤，治痘后搐搦。

胆南星^{四钱}　天竺黄^{五分}　真牛黄^{三分}　明雄黄^{五分}镜辰砂^{二分}

共为末，甘草煎浓汤，煮面糊为丸，不用麝香，以痘疮忌麝故也。

理中汤　治痘已现形，而吐泻不止。

官拣参^{一钱}　漂白术^{二钱}　炙甘草^{一钱}　绿升麻^{一钱}

煨姜三片，大枣三枚，水煎服。

豆蔻丸　治痘出吐泻，服理中汤不止者。

南木香^{三钱}　西砂仁^{二钱}　石龙骨^{五钱}　白枯矾^{七钱}肉豆蔻^{面包，煨，五钱}　赤石脂^{煅过，七钱五分}　诃子肉^{净肉，五钱}

共为末，米糊为丸，如胡椒大。三岁儿十丸，四岁以下二十丸，陈米饮下。

调中汤　治吐泻既止，速调中气。

官拣参　炙黄芪　漂白术　杭白芍　南木香广陈皮　炙甘草

大枣三枚为引，水煎服。

若三焦火盛者，又当甘凉之剂解之，不在此例。

辰砂导赤散 治痘毒内攻，神识不清，或谵妄狂惑。

官拣参　正雅连　黑栀仁　漂白术　淮木通　大麦冬　辰朱砂另研

灯心十茎，水煎，入竹沥，调辰砂末服之。

补中益气汤 治痘初热，四肢厥冷，中气弱也。

官拣参　炙黄芪　漂白术　广陈皮　当归身　青化桂　炙甘草

煨姜、大枣为引，水煎服。服药后手足暖者生，逆冷不回者死。

玄参解毒汤 治痘初热，毒火熏蒸而见鼻血。

润玄参　枯黄芩　炒栀仁　芽桔梗　怀生地　粉干葛　荆芥穗　炙甘草

水煎，入茅根汁，加京墨磨浓调服。

黄连解毒合甘桔汤 治痘烦热不止，口舌生疮，咽喉痛。

酒黄连　酒黄芩　黑栀仁　熟石膏　芽桔梗　净连翘　南薄荷　荆芥穗　牛蒡子　生甘草

水煎，和竹沥服。

调元汤 治痘证自汗过多，卫气反伤，宜止之。

大官拣　炙黄芪　条黄芩　漂白术　杭白芍
杭麦冬　炙甘草

水煎服，如汗不止，加地骨皮、麻黄根，以猪心、肺煮汤，兑前药服，更妙。

柴葛桂枝汤 治痘将出而憎寒振战，此毒气留连于腠理间也。

北柴胡　粉干葛　川羌活　大拣参　北防风
嫩桂枝　牛蒡子　炙甘草

淡竹叶十片，水煎，热服。

麻黄解毒汤 治痘未形，发热不退，腠理闭塞，及风寒外遏不出。

陈麻黄去根节，用蜜酒炒黑　川羌活　绿升麻　荆芥穗　粉干葛　北防风　净蝉蜕　芽桔梗　牛蒡子
炙甘草

水煎，入烧过人屎调服。

托里十补汤 治痘因泄泻，毒气内陷而不出。

官拣参　炙黄芪　当归身　紫川朴　芽桔梗

青化桂　正川芎　北防风　香白芷　炙甘草

水煎，调牛蒡子末服。

枳实导滞汤　治痘因伤饮食，郁滞而不出。

小枳实　净连翘　法半夏　酒黄连　山楂肉
炙甘草　紫草茸　酒大黄

水煎，调槟榔末服。

升麻葛根汤　治痘证初热，将出未出，以此助
其升生。

绿升麻　粉干葛　白芍药　炙甘草

口渴，加天花粉、杭麦冬、丝茅根汁；腹痛，
加小枳实、淮木通、山楂肉；腰脚痛，加漂苍术、
川黄柏、川羌活、淮木通；头痛，加小藁本、香白
芷；搐搦，加淮木通、水竹沥、苏薄荷、净连翘；
泄泻，加官拣参、漂白术、白云苓、怀山药；谵妄，
加石菖蒲、黑栀仁、淮木通、辰砂末；四肢冷，加
官拣参、炙黄芪、黑姜炭、青化桂；呕吐，加漂白
术、白云苓、法半夏、广陈皮；衄血，加润玄参、
黑栀仁、枯黄芩、茅根汁；咽痛，加芽桔梗、牛蒡
子、鲜射干；咳嗽，加广陈皮、家苏叶、陈枳壳、

信前胡；大便秘，加怀山药、紫草茸、鲜红花、当归尾；多啼哭，加淮木通、黑栀仁、正雅连、大麦冬；吐舌弄舌证，并加正雅连、北防风、黑栀仁。以上皆用净水煎服，随证加味用之。

见形证治歌凡一十八首，共一十八方

发热三朝痘出稀，方为毒浅吉之机。

先期痘甚浑无制，过此多因血气微。

凡痘发热三日而出，常期也。出而稀者，不须服药；如发热一二日即出者，此毒气太甚，冲击荣卫，一齐涌出，难以制服，大凶之象，必欲治之，不过消毒救里，使无陷伏耳，宜消毒快斑汤。

如过期四五六日始出，此血气本虚，不能载毒使出，当补中托里发表，宜增损八物汤。

痘出迟迟有数般，皮肤闭塞属风寒。

里虚吐泻宜分治，痘壅三焦治却难。

凡痘出有常期。若应出不出，或外感风寒，六腑闭塞，不能即出，其证头眩身痛，发热无汗，喜盖覆偎倚怀中，此恶风寒之象也，当发散之，宜加

味参苏饮；若曾经吐泻，里虚不能快出，宜加减调中汤。

如发热烦躁，狂妄大渴，唇燥舌裂，此毒气壅并，留而不泄，毒火郁于三焦，荣卫不行，上下不通而死矣。

应期不出事如何？发表诸方切忌讹。

腹胀便坚烦躁甚，消斑承气理沉疴。

凡痘疹应出不出，或外感风寒，内虚吐泻，治各不同。如前参苏饮、调中汤、败毒散、葛根汤之类，皆良法也；若热甚腹胀，气粗烦躁闷乱，大便秘结，此毒火内蓄，急以消斑承气汤解之。

痘出身凉吉可期，如逢炽热履明夷。

终朝渐密无空隙，怪证丛生必定疑。

痘疮之热，毒火为之，未出之先，毒火在内，故发热于外；既出之后，其毒发外，热当尽退，毒本轻而痘亦稀也。若痘既出，热仍不退，是毒积于中，未可为轻，急用解肌化斑汤升托之；服药后热渐退，方可言吉；更不退，其痘累累而出，痘空中，始虽稀而终朝渐密，最怕生出他证，或狂妄，或泄泻，或腹痛，或瘙痒，或失声，或错喉干呕，或喘促黑陷，皆不可治。

出现先观面部中，其间凶吉最难通。

远唇夹颊方为吉，额上眉心未可逢。

人之面部，五脏精华皆见于此。故左颊属肝木，右颊属肺金，额属肾水，鼻属脾土；又正额太阳脉之所会，唇颊阳明脉之所经，两耳旁少阳脉之所过。痘为阳毒，故随阳位而见于面。但阳明胃与大肠，积陈受污，气血俱多，先于其部出现者吉；若太阳则水火交战之位，少阳则木火相并之冲，若于其位出现者凶。不但出形忌于正额眉间，耳之前后，凡起灌收靥，但从此处先者，皆逆象也。

头为元首至称尊，更有咽喉阖辟门。

若使痘疮多出此，蒙头锁项受灾迍。

经曰：头者，精明之府。五脏精华皆现于面，至尊至贵，不可凌犯者也。咽者，胃脘水谷之道路，主纳而不主出也。喉者，肺管呼吸之往来，主息之出入。人非此则水谷绝，呼吸废而死矣，故谓阖辟之门。痘疮最要头项稀少，如头面多者，谓之蒙头；

咽喉多者，谓之锁项。蒙头则视听昏废，神明失居；锁项则内者不出，外者不入。正所谓神出则机息，气止则化绝，死之兆也。

头面胸前痘欲稀，四肢虽盛毒犹微。

浑身碎密多惆怅，疏解当知发散机。

头面诸阳之会，胸前诸阳之聚，脏腑受气之区。陈氏曰：痘疹轻者，作三四次出，头面稀少，胸前无，以清阳之分不可浊乱也；至于四肢，虽为阳之本，乃身之役使，卒伍卑贱之职，故不畏其多也。若遍身稠密琐碎，急为解毒，疏通荣卫，令气得其均，血得其活，一齐起发，庶无干枯黑瘘之变，用疏毒快斑汤，随证加减而调之。

痘疮磊落不须防，丛聚相黏定见伤。

蚕壳蛇皮生不久，蚤斑蚊迹祸难量。

凡痘疮初出，须看相去远近。若相去三五寸一粒者，轻证也，一二寸者颇密，如二三成丛者，必密而重，其候多变痒塌。如蚕之壳、蛇之皮者，此气至而血不随也，当行气补血，宜祛风匀气散；如蚤之斑、蚊之迹者，此血至而气不随也，当凉血补气，宜参芪和气饮。

一出形来艳色娇，定知皮嫩气虚枵。

溶溶破损生难久，个个成浆喜气饶。

痘疮出形，如平日正色者吉。痘色带艳而赤，其后多皮嫩易破，痒不可救。但见带艳，即防后日痒塌之变，早用疏风固表消毒之药，使血气充实，邪火渐退，正气不亏，光壮干收，如期不乱可也，宜固阳散火汤，解毒固表。

最怕头焦黯色封，又愁皮嫩水溶溶。

头焦变黑多归肾，皮嫩须防痒塌攻。

痘疮初出，所喜明润而鲜，坚实而厚。若头焦带黑，此毒在血分，不急治之，则变黑归肾而难救矣，宜凉血解毒汤，解散血中之邪。黯，音晦，青黑色也。

若皮嫩器薄，此毒在气分，不急治之，则痒塌而死，宜加减固阳散火汤。

痘疮切要解咽喉，喉痹咽疮毒火浮。

但恐一朝封管籥，锁喉声哑枉营谋。

凡痘疮未有咽喉不痛者，如烟囱之状，火焚于下，焰升于上，宜乎作痛。宜鼠粘子汤，外用一圣散吹之。

惟恐斑疮入眼中，膏煎黄柏妙无穷。

但观眼内多红赤，急泻心肝免损瞳。

痘疮之毒，第一防眼，所以古人用护眼之法，其虑深矣，宜黄柏膏涂之。

若眼内有红筋萦缠，或眼肿闭，多生眵泪，急泻心肝之火，宜蝉花散清解之。

痘疮只出一般奇，斑疹相参最不宜。

消疹化疹宜急解，倘仍不解势倾危。

钱氏曰：痘只一样为善。若已现形，间有碎密如芥子者，此夹斑也；皮内鲜红成块，此夹疹也；皆毒火熏烁于内，故使斑疮夹出于外。急宜解毒，使斑疮消散，痘得独成，宜荆防解毒汤消散之。

痘标才见两三窠，爬瘙浑身瘙痒多。

此是火邪留腠理，急清风火证应瘥。

凡痘初出之时，遍身作痒，爬掐不止，此火邪留于肌肉皮肤之间，不能即出故耳。与伤寒不出汗作痒同，非痒塌之例也。宜泻心肝火邪，其痒自除，宜清风去火化毒汤升散之。

口中腥臭气冲冲，邪毒炎蒸肺作痈。

泻火清金须急用，淹延七日祸相从。

凡痘初出，若口中之气腥臭冲人，此肺中邪火熬煎炎燥，故令腥臭出于口，急与清金泻火汤解之。倘淹延不治，至七日而死矣。经曰：肺绝者七日死。此证之变，或失声，或喘，或干呕，皆其候也。

皮中簇簇如寒粟，肉肿隆隆似热瘤。

如此岂能延日月，哀哉不久返瀛洲。

凡痘初出，欲其颗粒分明，皮肉柔润。若簇簇生于皮间，似风寒粟子之状，此痘变于反掌，不待起发即隐而不见，啼叫烦闷而死矣。或有正面、腰背、胸膈、手足肿硬成块，似丹瘤之状，此证俟起发之时，其处疮先黑陷破烂，不能成浆干硬而死，皆为不治。

出形未定先涵水，起发之时便戴浆。

脓水未成收靥急，休夸妙术有青囊。

凡痘初出一点血，血化为水，水化为脓，脓成而毒解，此自然之序。若初出之时，半为水疱；或将起发，便戴白浆；或脓水未成，忽然收靥，此毒火太甚，失其自然之序。不应至而至，谓之太过，不久倒陷入里而死，无有治矣。盖不应至而至，所谓早发还先萎也，比之应至不至者，因其气血不充，尚有补救，所谓人夺天功，此则不相侔矣。

鼻如灶突面烘烟，皮似涂朱或橘然。

唇舌咽喉痘丛聚，任教和缓莫回天。

凡痘疮之证，始终归重于太阴、阳明，手太阴肺、手阳明大肠、足太阴脾、足阳明胃者是也。盖鼻者肺之窍，贵于滋润，鼻干黑燥如灶突之状，火刑金也；面者，阳明经所聚，贵于鲜明，面黑而枯，精华散矣；皮者，肺之合，欲其色红白如常，色若涂朱，火之象也，或如橘柚，火极如土则黄矣；咽喉，肺胃之管龠；唇吻，脾之窍也；舌者，脾之络也，痘甚于此，其毒极矣，安可治哉？

[入方]

消毒快斑汤 治痘末期而出，毒气太甚。

芽桔梗　荆芥穗　北防风　京赤芍　炙黄芪
牛蒡子　当归尾　润玄参　净连翘　信前胡　淮木通

天花粉　炙甘草

水煎，热服。

增损八物汤　治痘过期而出，气血虚弱。

官拣参　漂白术　炙黄芪　白当归　正川芎
牛蒡子　荆芥穗　京赤芍　净连翘　北防风　芽桔梗
粉干葛　炙甘草

水煎，不拘时热服。

加减参苏饮　治痘应出不出，由外感风寒，玄
府闭塞。

官拣参　家苏叶　粉干葛　广陈皮　信前胡
香白芷　芽桔梗　陈枳壳　川羌活　北防风　炙
甘草

竹叶十片为引，水煎服。

加减调中汤　治因吐泻，内气痿弱，痘出不快。

官拣参　漂白术　炙黄芪　南木香　上薄桂
白云苓　法半夏　广陈皮　炙甘草

生姜一片为引，水煎服。

消斑承气汤　治痘因毒火郁遏，应出不出，大
便秘结，宜下之。

锦庄黄　陈枳壳　川厚朴　片黄芩　川黄柏
黑栀仁　净连翘　淮木通　炙甘草

热甚者，加芒硝、紫草。

生姜三片为引，水煎，滚热服。

解肌化斑汤　治痘出热仍不退，由毒气未尽也。

绿升麻　粉干葛　淮木通　牛蒡子　芽桔梗
天花粉　地骨皮　荆芥穗　片黄芩　川黄柏

大便结加紫草茸。

水煎，热服。

疏毒快斑汤　治痘出浑身琐碎稠密。

官拣参　北防风　荆芥穗　净连翘　牛蒡子
当归梢　芽桔梗　赤芍药　炙甘草

热甚，加酒黄芩、酒黄连、地骨皮；渴者，加
粉干葛、天花粉、大麦冬；气虚，加炙黄芪、南木
香；便坚，加紫草茸、陈枳壳；溺赤，加车前子、
淮木通；食少，加漂白术、京楂肉、广陈皮；痒者，
加上薄桂、南薄荷；腹胀，加川厚朴、大腹皮；喘
咳，加净知母、桑白皮；泄泻，加上薄桂、诃子肉、
黑姜炭；作痛，加白芍药、酒黄芩。

俱灯心为引，水煎，热服。

祛风匀气饮 治痘出如蚕壳、如蛇皮，由气至而血不随也。

官拣参　正川芎　大当归　赤芍药　杭麦冬　北防风　杭青皮　荆芥穗　南木香　上薄桂　炙甘草

水煎，半饥服。

参芪和气饮 治痘出如蚤之斑、蚊之迹，由血至而气不随也。

官拣参　炙黄芪　净连翘　牛蒡子　酒黄芩　粉干葛　净蝉蜕　当归身　淮木通　芽桔梗　炙甘草

水煎服。服后气血均随者吉；如旧者凶。

固阳散火汤 治痘出色艳而赤，切防痒塌。

官拣参　炙黄芪　炙甘草　绿升麻　当归尾　北防风　怀生地　淮木通　荆芥穗

大枣三枚为引，水煎服。

凉血解毒汤 治痘出头焦带黑，血分有毒，防变黑陷。

京赤芍　当归尾　怀生地　淮木通　牛蒡子
净连翘　紫草茸　芽桔梗　鲜红花　山豆根　生甘草

水煎。入烧过人屎一钱服。

加减固阳散火汤　方见前。此加漂白术、云茯
苓，减去生地黄。

鼠粘子汤　治痘出咽喉作痛。

鲜射干　芽桔梗　净连翘　牛蒡子　生甘草

水煎，入竹沥和匀服。

一圣散

苦参不拘多少，切片略焙干，研为细末，每用
一二分吹之，甚效。若不早治，咽疮烦躁，吸门肿
塞，水入则呛，食入则呕，咽哑失声，救之迟矣。

黄柏膏　治出痘预护其眼，免致痘疮入目。

厚川柏一两　粉甘草一两

二味研为细末，用新绿豆五合，汲新水三碗，
浸豆一昼夜，去豆，入红花一两煮之，其水约减二
盏，又去红花，然后入前二末，慢火熬成膏。每用
敷眼胞上下，厚涂之，则痘疮不入眼矣。

蝉花散　治痘出两目肿闭，多生眵泪，此非封

眼之时，急治。

净蝉蜕　密蒙花　酒黄连　当归尾　淮木通　草龙胆　北柴胡　正川芎　黑栀仁　北防风　白豆蔻

淡竹叶十片为引，水煎，热服。

荆防解毒汤　治痘出夹斑夹疹。

官拣参　北防风　荆芥穗　枯黄芩　牛蒡子　净知母　川黄柏　生甘草　润玄参　绿升麻　熟石膏　净连翘

淡竹叶为引，水煎服。服此斑疹仍不消者，不治。

清风去火化毒汤　治痘初出，风热作痒，表未解也，非痒塌之谓。

北防风　绿升麻　杭白芍　柳桂枝　荆芥穗　粉干葛　牛蒡子

淡竹叶为引，水煎服。

清金泻火汤　治痘出口中腥臭之气冲人，谨防肺痈。

净知母　怀生地　枯黄芩　熟石膏　芽桔梗

黑栀仁　杭麦冬　紫苑茸　淮木通　天花粉　生
甘草

　　鲜桑叶七片为引，水煎，竹沥兑服。

起发证治歌 凡二十六首，共五十方、二法

　　起发由来无定期，庸常计日强猜疑。

　　不知毒气分深浅，妄执方书只补脾。

　　时俗医云：三日发热，三日出形，三日起发，
此鄙论也。盖毒气有深浅，元气有厚薄，出之先后，
壮亦因之，大抵不出五六日间。彼毒浅气厚者，其
起发常易；毒深气薄者，至五六日始壮者有之，未
可以常期准也。俗医见其起发之迟，不认毒之浅深，
概谓正气不足，妄用补脾之剂，殊不知曾因吐泻不
能食者，补脾以助长可也，若无吐泻能食，六根坚
固，复用补药，不免党邪为害，非徒无益，而反
害之。

　　起发如期贵适从，过犹不及类皆凶。

　　先期痘出充肤腠，过后斑疮腹里壅。

　　凡痘疮起发，只在六七日，谓之得中。盖自发

热算起，正当六七日也。如未及期而骤发，此毒火太甚，荣卫气虚，直犯清道而出，谓之邪气太过。法当固表解毒，以防痒塌之变，宜黄芪芍药汤。

如过六七日不起发，此脏腑虚弱，毒留于中，壅塞不出，谓之正气不及。法当托里解毒，以防倒陷干黑之变，宜内托护心散。

出形已定视根窠，红活充肥气象和。

倘若青干兼紫黑，急宜解托勿蹉跎。

凡痘出现已尽，时当起发，仅视根窠，以决轻重。如形充满，色红润，此气血和畅，毒气发越，大吉之兆，不须服药；若形扁而塌，色枯而黑，此气血多乏，毒气壅遏不能起，急用解毒托里之药，用十宣散内托之。

痘出稀疏正得宜，如斯平顺不须医。

若然稠密休轻易，解毒常常虑险危。

凡痘出稀少，不须服药；若稠密，其毒必盛，防气血不足，起发不透，渐生变易，当服解毒托里散。服药之后，红活光壮，此气血内实，毒不能留，即止后服；如服后病势淹延，此邪气盛、正气虚，不能成就，宜屡服之。如服此药当起不起，此必有变，不可治之，反取怨尤也。

郛郭充肥完且坚，色多苍蜡或红鲜。

如逢破损多嚣薄，纵有良方恐莫延。

凡痘郛郭充实，皮囊坚厚，以指擦之，坚实不破，其色苍蜡而红活，皆顺证也，不喜干燥、淫湿；若疮虽红鲜，反干燥而不充肥，此火甚而血不足，宜轻清之剂退火凉血，用四物快斑汤。

凡疮充肥而带湿浮，此湿盛而气不足，宜利湿补气兼风药治之。盖风能胜湿故也，四君快斑汤。

如疮红活充肥，以指擦之随破，此名皮嫩易破，后必痒塌不可治，宜大补快斑汤。

如当起发，如浮囊空壳，如蚕之壳、麦之麸，皮中无水色者，此血气俱虚，用大补快斑汤治之。服药后，若转而润泽，中涵水色者可治；否则痒塌闷乱，叫哭而死矣。

形色须教着意观，紫红实热白虚寒。

倘然错认分毫处，咫尺云泥祸害端。

凡痘疮起发，须谛观形色，以定重轻吉凶。如根窠红润，顶苍蜡色者上吉；根窠红，顶灰白色者次之；根窠赤，顶亦赤而带艳者，此火胜，用解毒泻火汤清之。服药色退者生，不退者凶。

如纯白色者，作寒论，此血寒气虚也。虚则补之，十全大补汤加丁香、鹿茸，回其阳气；四肢冷者加附子。

如纯紫色者，作热论，此血热气实也。实者泻之，黄连解毒汤加犀角之类，以平为期。服药疮色回者，十死一生。

四围起发陷居中，阳气亏衰尚未通。

若是中枯成黑子，此名疔痘类非同。

痘疮起发，其形不一。有紧小而充实者，俗呼珍珠痘，此痘易壮易靥；有粗大而饱满者，俗呼天痘，此痘早壮迟靥；有四围起中心落陷者，俗呼茱萸痘，此痘有吉凶、有轻重。稀者轻而吉，密者重而凶。盖因中气不足，时日未到，但四围起发，而中心尚是好肉，未得起发耳，时日既到，自然充括而成血浆。轻稀者不须治，重密者用解毒化斑汤。若先有水，忽然干枯黑陷，此名疔痘，不可与中气不足同例论。

中心微起四围干，不久焦枯变一般。

毒火熏蒸津液竭，开关启篇治应难。

凡痘有中心微起含水色，四畔干枯者，此毒火熏蒸，津液枯竭，急以疗痘之法治之。否则尽枯，又复烦躁，叫哭喘渴者不治。

痘疔只为火伤阴，济急无如砭与针。

解毒透肌兼发散，胭脂四圣效应深。

大抵痘之初出一点血，此一点属正气，被毒气冲击，随腠理而出现，其后毒与血化为水，水化为脓，脓成毒解。若毒太甚，熬煎阴血，其血干枯而变黑色，不得化水，反闭塞毒出之路，以致毒气陷伏不得出，此名倒陷。其人烦躁腹胀，喘满口渴，多不可救。故古方外以针刺破，吮出其血，或用灯火焠之，无非欲其开关启篇，而使毒气得出也，宜四圣珍珠散治之。用药后，其疮便回者吉；如不回，反添黑陷，死证也，不可妄治。内服之药，有用穿山甲烧人牙者，药既非解毒发表之药，又无托里快斑之能，愚者执而用之，适足误事。又不若四圣快斑散，屡多奇效。

密斋曰：钱氏用百祥丸、牛李膏，必其人大小便秘结，烦躁作渴，故宜服之。若其人大便自调，身无大热，则必不可用。今改去百祥丸、牛李膏，以宣风快斑散代之。服此以通为度，通后疮回，以四君子汤徐调之。若或因泄泻，其疮由灰白而变黑陷，此名倒靥，宜木香快斑散治之。

予按：痘中坏证，惟黑陷最恶。凡见黑陷者，大便未必自调，身体未必不热，神情未必不忧攘，宣风快斑散或可治其轻者；若大便秘结，烦躁闷乱，大热口渴，舌上黄黑者，舍百祥丸无以挽回。盖黑陷凶危之证，非峻厉之方，不足以制其猖獗。今仍加入百祥丸及枣变百祥丸、无价散、胡荽酒，并外治忍冬汤五方，以便临证酌用。万氏、钱氏，两存可也。

黑陷疮为坏证先，此名恶候古今传。

若教出现浑身上，卢扁无功莫怨天。

凡黑陷用以前治法，其疮红活，依期光壮，吉兆也；倘服药如故，则不可治。若痘本稀，其中起发者多，略有数个黑陷，则可治；假如稠密，又不起发、或灰白、或紫赤、或青干、又加黑陷者，治之无功。

灰白迟延顶复平，紫红焮肿候须明。

且将气血分虚实，莫弃圆机执一行。

凡痘疮喜红活充实，若不红活充实，虚也；红肿太过，实也。假如灰白色，当起不起，而顶平陷者，此气虚也。必问其人初起证候，如初因吐泻，不能饮食，其后泻止而灰白顶平者，此正气虚弱，宜大补快斑汤以补之。

如泄泻一向不止，用异功快斑汤兼豆蔻丸；如服以上之药，泄泻仍甚，用附子理中汤以温其中。

若其人素日虚怯，而吐泻不止，此元气不足，用补元快斑汤；如误用解毒寒凉，及误饮冷水者，用调中快斑汤。

若灰白色，又加痒塌、顶陷、腹胀，此不治之证。假如红焮紫肿，血热也，宜凉血快斑汤。

若其人素实，初起误服热药，以致红焮紫肿，宜三黄解毒汤清解之；若紫赤变黑，喘渴不宁者，不治。

起发犹如饧饼铺，皮肤光若水晶壶。

其人能食方无虑，不食将为鲍肆枯。

凡痘疮稠密，要依次起发，红活尖者吉。一齐起发，遍身白色如饧饼形，头目浮肿，此恶候也。但看其人之食饮何如，若能食，大便坚，小便清，无他证，往往延至日久，浑身皮脱而愈；若不能食，后加吐泻、热渴、瘙痒，必死之证。能食者，宜服解毒之药，用助脾快斑汤扶其中气。

起发之时未试浆，口唇疮色早焦黄。

如斯恶候无人识，慢自矜夸强立方。

口唇，脾之候也。脾司运化以养血气，所以痘疮不宜脾胃受伤。如初出起发之时，浆水未试，口唇疮色内带黄浆，此恶候也。时人不识，喜其成浆，便呼为吉，不知六七日间，其疮先靥，剥落一层而死矣。

疮头起发浆先白，不问何经皆是贼。

慢夸妙手有仙方，七日应为泉下客。

凡痘由红点而水疱，由水疱而脓疱，而结痂，有自然之序。初起发时，头带白浆，此疫疠也，不可治。

发时磊落最堪夸，相串牵连事可嗟。

若又四围添小粟，定然瘙痒证来加。

凡痘起发，颗粒分明，尖圆磊落者吉；若彼此牵连成一片者凶。如上分气血虚实，用解毒快斑汤治之。或本痘起发，或于根窠四畔又旋出小者，攒簇本疮，成丛似粟者，不待养浆，即加瘙痒而死矣。

起发时常验四肢，发而不透或凶危。

此缘脾胃多虚弱，发散还须当补脾。

凡痘疮宜视手足何如：若手足循序起发，此脾胃素强，毒气得越，不必忧虑；若遍身俱起，手足起不透，此脾胃本弱也。盖脾胃主灌溉四肢，今既虚弱，不能行其津液，使毒得越，所以手足起发不齐，宜补脾快斑汤助长可也。

起发之时贵谨扶，调和何必问医巫。

暑寒食饮须当慎，后悔噬脐莫可图。

痘疮有轻变重者，犯禁，或误医药，或犯风寒；有重变轻者，反是。然轻重吉凶之变，存乎起发之时，调护不可纵弛也。或遇暴风骤雨、迅雷闪电，即当以密布帏幔，紧饰房户，以防客风怪气之侵。如失调护，为寒凉所郁，不能起发，宜正气快斑汤。

凡痘起发之时，遇久阴雨不能起发，宜平胃快斑汤以燥其湿。

凡痘当起发，遇天气暄热，俗人不知，谓痘欲温暖，盖覆太厚，以致毒火郁遏，不得发越，此壮火食气，反虚其气，宜白虎快斑汤。

凡痘当起发，误伤生冷，以致脾虚不能起发者，用理中快斑汤。

凡痘疮起发，内伤饮食，腹中饱闷或痛，以致中气郁遏，不能起透者，宜宽中快斑汤。

自此常宜大便坚，如常调理保安然。

若逢泄泻无休歇，寒热须教仔细研。

痘疮自起发之后，大便要坚，虽三四日一次亦无事；小便常要清利，若见小便赤少，宜四苓新加汤。

或有忽然泄泻，宜分寒热治之。视其所泄之物，或焦黄酸臭，此内热也，或伤饮食，宜胃苓和中汤。

若泄出之物，清白澄冷，里寒也，用附子理中汤_{方见前}。如久泄不止，用理中汤吞送豆蔻丸_{方见前}。

其人能食素脾强，大便虽溏也不妨。

但用补中消导药，六君加味信良方。

其人能食，虽有泄泻不能为害，当用补中之药，宜六君子汤固其中气。

起发预防头面肿，大头时气可兼医。

疮宜磊落色宜润，反此倾危命必随。

凡痘疮起发，有头面由渐而肿，此毒气发越，聚于三阳，欲作脓血，故皮肉焮肿。此虽正病，亦当解毒、护目、救咽喉而兼治之，宜清毒化斑汤。

若头面不肿，必疮本稀疏磊落，痘根轻浅，虽作脓血，却不占处，故宜不肿，不必治之。

若痘稠密，应肿不肿，此毒郁于内，不能起发，急服托里快斑汤。服药后疮起者，吉；不起者，凶。

至于肿时，又要观其皮色何如。磊落红活者，吉；模糊黑暗灰色者，多不可治。

亦有痘将起发，便头目先肿，此天行疫疠之气，名大头瘟者是也。急解其毒，宜苦参散。

面肿头浮眼不开，如斯恶候实堪哀。

未应开处偏开早，瘙痒频加凶祸来。

痘疮起发，头面浮肿，有不闭目者，但观其痘之轻重疏密。若疏轻者，目虽不闭亦不妨；重密者，其目要闭，宜闭不闭者凶。盖眼封鼻塞，神气内固而不外弛，吉兆也。但遇封眼之时，必待其收靥之时，而后渐开可也；若未及收靥，渐生瘙痒，而肿消目开者，大凶。

痛痒原来有实虚，痒虚痛实载于书。

都来痛者终为吉，诸痒难言吉自如。

大凡诸痛为实，痒为虚。谓之实者，邪气实也；谓之虚者，正气虚也。盖痘疮始终气以载之，血以养之，气血充实，则禁固其毒，不得横行，所以紧实而为痛也。痛乃美事，不须服药。苟欲治之，宜凉血芍药汤。

疮痘作痒，邪气横行，泛滥皮肉，不任条约，侵螫是为痒也。盖痘疮惟回头作痒，容或有之，此否极泰来之兆。若发热及养浆时作痒，皆危证也。内宜托里解毒之药；外用熏洗之法，令无致于痒塌破陷可矣。仍要分虚实治之，若能食而大便秘者，此邪气内实，正气外虚，宜加味四圣解毒汤，外用洗法。

若有泄泻而作痒者，乃正气里虚，邪气外实，宜调元托里汤，外用熏法。

起发之时渴又临，火邪内迫热偏深。

急宜解毒生津液，休得俄延向外寻。

凡痘疮起发，身上作热，不可除其热。若不热则痘不发，如热太过，甚于常时，唇焦口燥，小便短少，不可不治，宜导赤解毒汤微解之。

若痘疮作渴，此是常事。盖由胃中津液不能滋养本元，内则炽于毒火，外则灌润于疮，故宜渴耳。凡一切瓜果生冷之物，不可与食，惟炒米汤饮之为宜。若渴太甚，看其人虚实而治。

若饮食如常，大便坚实而渴者，此内热也，宜生津地黄汤润之。

若泄泻而渴，此内虚津液不足，不能上潮于口，宜七味白术散滋之。

声哑无音更咬牙，憎寒躁扰乱纷哗。

错喉干呕多昏闷，形气俱伤最可嗟。

痘疮始终要声音清朗，人事安静，五脏坚实，饮食如常。若起发之时，忽然失声咬牙，寒战烦躁，昏迷呛水，错喉干呕，痰气喘急，泄泻不止，腹痛闷乱，俱皆凶证。古人云：痘出而声不变者，形病也；痘未出而声变者，气病也；痘出而声不出者，形气俱病。将欲治之，诚难为力，咳嗽而失声音，非此论。

痘儿呕哕不堪闻，不是寒邪是火焚。

妄进汤丸如拙匠，内伤脏腑匪妖氛。

凡痘疮干呕无物，或时常哕逆，此脏腑内伤，冲任之火，上犯清道，故为呕哕之恶声。经曰：弦败者，声必嘶；木陈者，叶必落；病败者，声必哕。针灸无功，汤药无效，此之谓也。若饮食而呕，当分寒热而治。

如曾伤冷物，受寒气，此寒呕也，宜二陈理中汤；如未伤冷物及寒气，此热呕也，宜二陈一连汤和之。

若饮食哽塞而呕哕者，咽中有疮，必作痛，闭塞而呕，宜加味鼠粘子汤，外用控涎散吹之。

浑身痘密精神耗，补泻无功烦复躁。

狂言啼哭见鬼神，脏腑败伤天命到。

凡痘稀少，自然易壮。密者切防气血亏损，起发不透，即是病之所在。如前法治之，虚则补之，实则泻之，在气补气，在血补血，随机应变，每中权衡，不可执方以误人命。若补泻无功，反增沉重，或啼哭不止，日夜呻吟，烦躁闷乱，狂言妄语，如见鬼神，此脏腑伤败，神魂离散，复何为哉！

[入方]

黄芪芍药汤 治痘起发太快，毒火作祟。

官拣参　炙黄芪　生白芍　酒黄芩　净连翘　北防风　牛蒡子　芽桔梗　粉干葛　荆芥穗　炙甘草

淡竹叶十片为引，水煎服。

内托护心散 治痘起发太迟，正气不足。

官拣参　大当归　北防风　酒黄连　酒黄芩　酒黄柏　牛蒡子　荆芥穗　淮木通　青化桂　净蝉蜕　炙甘草

便秘加大黄、紫草。

水煎。入烧过人屎调服。

十宣内托散 治痘起发之时，形扁塌，色枯黑。

官拣参　炙黄芪　全当归　正川芎　芽桔梗
荆芥穗　牛蒡子　北防风　炙甘草

大便秘加酒大黄、紫草；小便涩加木通；渴加
花粉、麦冬、葛根。

水煎。入烧过人屎同服。烧人屎，痘科之圣
药也。

解毒托里散 治痘出过于稠密，防起发不透。

芽桔梗　牛蒡子　荆芥穗　鲜红花　北防风
当归尾　净蝉蜕　绿升麻　粉干葛　赤芍药　净连翘
炙甘草

水煎。入烧过人屎同服，令易壮易靥。

四物快斑汤 治痘疮干燥，形不充肥。

全当归　正川芎　京赤芍　怀生地　绿升麻
粉干葛　净连翘　鲜紫草　荆芥穗　牛蒡子

水煎。和烧过人屎服。

四君子快斑汤 治痘虽充肥，而带淫湿。

官拣参　炙黄芪　白云苓　柳桂枝　荆芥穗
香白芷　北防风　广陈皮　杭白芍　炙甘草

净水煎，热服。

大补快斑汤　治痘起发，皮嫩易破，防痒塌。

官拣参　炙黄芪　全当归　大川芎　赤芍药
怀生地　牛蒡子　炙甘草　北防风　连翘壳　柳
杨桂

水煎。入烧过人屎同服。

解毒泻火汤　治痘出根窠红赤，顶赤带艳。

酒黄芩　牛蒡子　当归梢　黑栀仁　净连翘
山豆根　生甘草　芽桔梗　绿升麻　粉干葛　地
骨皮

水煎。入烧过人屎调服。服后色退者生，不退
者凶。

十全大补汤　治痘出纯白色，此血寒气虚也。

官拣参　漂白术　白云苓　怀生地　青化桂
当归身　大川芎　杭白芍　炙黄芪　公丁香　嫩鹿茸
炙甘草

煨姜三片、大枣三枚为引，水煎服。

黄连解毒汤 治痘出纯紫赤色，血热气实也。

真雅连　川黄柏　枯黄芩　黑栀仁　怀生地
牛蒡子

灯心十根为引，水煎，热服。

解毒化斑汤 治痘四围起发，中心陷下不起。

官拣参　炙黄芪　生甘草　当归梢　正川芎
牛蒡子　北防风　浮连翘　荆芥穗

冬月加上薄桂。

水煎。入烧过人屎服。

四圣珍珠散 治痘疔。

新豌豆　新绿豆各四十九粒，烧灰存性　油头发一握，
烧灰　海蚌珠七粒，研末

上将四味研为细末，用胭脂取汁，和上四末调
匀，以针挑破其疔，纳药于中，更以胭脂汁涂四围，
其疮色回者吉，不回反添黑陷者死。

四圣快斑散 治痘疮黑陷，解毒托里。

淮木通　净连翘　生黄芪　鲜红花　鲜紫草
炒麻黄　人中黄　镜辰砂另研　丝瓜连蒂，烧灰　烧过
人屎俱等份

共为细末，白汤调服二三钱。

宣风快斑散 治黑陷而身无大热，大小便调者。

淮木通　陈枳壳　尖槟榔　川大黄　牵牛末
生甘草俱等份

水煎服，以大小便通利为度。

木香快斑散 治痘由灰白而变黑陷。

官拣参　南木香　炙黄芪　青化桂　杭青皮
诃子肉　炙甘草　当归身　漂白术　广陈皮

姜、枣为引，水煎服，中病即止。不可多服，
恐增热证。

百祥丸 治痘黑陷，大小便秘，烦躁闷乱，喘
急舌黑。

红芽大戟不拘多少，水煮极软，去骨，日中晒
干，复纳原汁中煮汁尽，焙干为末，水丸如粟米大，
每一二十丸研，赤脂麻汤下。

枣变百祥丸 治证如前，方稍缓。

红芽大戟去骨，一两　青州大红枣三十个，去皮、核

上用水一碗，以前二味同煮，水干为度，去大
戟不用，将枣肉捣烂为丸。从少至多，木香汤下，

以利为度。

无价散 治黑陷由疫毒而致。

用人、猫、猪、狗粪等份，于腊月内烧灰，磁瓶收贮。用时以砂糖水调服二三钱。

胡荽即芫荽也**酒** 治痘疹倒陷不起。

胡荽四两切碎，以好酒入瓶内，先煎一二沸，入胡荽在内，盖定勿煎，勿令泄气，放冷。每吸一口，微喷患者，从背至足，勿喷头面。病人常令闻此胡荽气。

外浴忍冬汤 治痘疮倒陷，黑陷不起，皆良。

忍冬藤，俗名金银花是也。春冬用枝，夏用枝叶，剉碎，以长流水一大釜，煎七分，将三分之一置浴盆内，以手试之，温热得中。先宜服用汤药，然后浴洗，渐渐添汤，以痘起光壮为度，不拘次数。

予按： 忍冬汤，治痘焦枯倒陷不起，诚为良法，第严寒时令，深为可虑。予尝见寒月当风浴洗，痘未起而作搐死者矣。盖伤于寒也，愚意必于帐中卷去被褥，用小盆盛汤，抱儿入帐中，垂帐以洗，则暖气熏蒸，断不致受寒生变。此法有益无损，不可不知。

大补快斑汤 治痘起发，由吐泻不能饮食而灰白。

官拣参　炙黄芪　漂白术　炙甘草　杭白芍　全当归　正川芎　南木香　上薄桂　广陈皮　藿香叶

大枣三枚为引，水煎，半饥服。

异功快斑汤 治痘证久泻不止。

官拣参　炙黄芪　炙甘草　漂白术　南木香　全当归　青化桂　广陈皮　公丁香　白云苓　诃子肉

大枣三枚为引，水煎，半饥服。

豆蔻丸 治证同前，服异功不愈者。

肉豆蔻煨　南木香煨　西砂仁炒　石龙骨煅　诃子肉煨　赤石脂煅，以上各五钱　白枯矾七钱五分

共为末，面糊为丸胡椒大，每服十五丸，米饮化下。

附子理中汤 治痘证中寒泄泻，粪色青白。

官拣参　漂白术　黑炮姜　熟川附　炙甘草

量儿大小加减分两，水煎，温凉服。

补元快斑汤 治痘儿脾胃元气素弱，而吐泻不止。

官拣参　炙黄芪　漂白术　全当归　炙甘草
当归土拌炒

姜、枣为引，水煎服。

调中快斑汤 治痘疹误服寒凉及冷水，以致泄泻。

官拣参　漂白术　白云苓　法半夏　炙甘草
青化桂　南木香　广陈皮　漂苍术　川厚朴　藿香叶

生姜三片为引，水煎服。

凉血快斑汤 治痘疹红嫩紫肿，血热故也。

净连翘　当归尾　怀生地　鲜红花　绿升麻
牛蒡子　生甘草

大便秘加紫草，甚者加大黄；小便秘加木通。

灯心十茎为引，水煎，热服。

三黄解毒汤 治痘初起，误服热药，以致红嫩紫肿。

酒黄芩　酒黄连　酒川柏　淮木通　生甘草
黑栀仁　绿升麻　净连翘　牛蒡子

淡竹叶为引，水煎，热服。

助脾快斑汤　治痘稠密，一齐起发，形如饧饼。

广陈皮　山楂肉　荆芥穗　牛蒡子　南木香
杭青皮　陈枳壳　淮木通　炙甘草

水煎，服一二剂，不宜多。

补脾快斑汤　治痘疹手足起发不齐。

官拣参　炙黄芪　北防风　汉防己　柳杨桂
炙甘草

水煎服。

若手足痘见而复隐，起而复塌，此本根已拔，
枝叶先萎之象，必死不治。

正气快斑汤　治痘犯暴风疾雨，寒凉所郁，不
能起发。

川羌活　漂苍术　北防风　芽桔梗　当归身
粉干葛　香白芷　正川芎　炙甘草

冬月加上薄桂。

生姜为引，水煎服。

平胃快斑汤 治痘值天时久雨，湿滞不能起发。

漂苍术　广陈皮　川厚朴　川羌活　北防风
上薄桂　结猪苓　白云苓　炙甘草

净水煎，半饥热服。

白虎快斑汤 治痘值炎天暑月，误用盖覆，以
致毒火郁遏，闭其腠理，不能起发。

官拣参　熟石膏　大麦冬　粉干葛　绿升麻
淡竹叶　生甘草

昏迷者加辰砂末；小便赤者加木通；大便坚者
加生石膏。

粳米一撮为引，以米熟为度，热服。

理中快斑汤 治痘误伤生冷，寒凝不能起发。

官拣参　漂白术　白云苓　青化桂　黑姜炭
南木香　炙甘草

呕加半夏；泄泻加怀山。

生姜三片、大枣三枚为引，水煎服。

宽中快斑汤 治痘误伤饮食，中气抑遏，不能
起发。

广陈皮　法半夏　漂白术　陈枳壳　六神曲

山楂肉　西砂仁　真雅连　南木香　川紫朴　杭青皮　净连翘　炙甘草

生姜一片为引，水煎，热服。

四苓新加汤　治痘已起发，小便赤少。

结猪苓　宣泽泻　赤茯苓　淮木通　白滑石　净连翘　甘草梢

灯心、淡竹叶为引，水煎服。

胃苓和中汤　治痘已起发，忽然泄泻，或伤饮食。

结猪苓　宣泽泻　漂白术　白云苓　广陈皮　诃子肉　炙甘草　川黄连　南木香　绿升麻　藿香叶

粳米一撮为引，水煎服。

六君子汤　治痘起发，能食而泄泻，虽无害，亦宜调其中气。

官拣参　漂白术　白云苓　广陈皮　法半夏　炙甘草　炙黄芪　六神曲　南木香　绿升麻　西砂仁

生姜、大枣为引，水煎服。

消毒化斑汤　治痘疮起发，头面作肿。

芽桔梗　牛蒡子　净连翘　北防风　紫草
茸　绿升麻　净蝉蜕　密蒙花　龙胆草　人中黄
水煎，食后服。

托里快斑汤　治痘稠密，头面应肿不肿。

川羌活　北防风　牛蒡子　芽桔梗　绿升麻
荆芥穗　净连翘　粉干葛　当归梢　上薄桂　炙甘草
竹叶十片为引，水煎服。

苦参散　治痘疮初壮，头面未应肿而肿，天行
瘟疫也。

川羌活　北防风　牛蒡子　芽桔梗　净连翘
酒黄芩　荆芥穗　人中黄　嫩苦参
水煎，入竹沥、姜汁调匀，徐徐服。

四圣解毒汤　治痘疮作痒，能食而大便秘。

紫草茸　淮木通　陈枳壳　炙黄芪　柳桂枝
锦大黄酒炒
水煎，空心热服。

洗法　治痘疮作痒。

绿升麻　漂苍术　全麻黄　槐树枝　柳树枝
煎浓汤，趁热拭之。

调元托里汤 治痘疮作痒而兼泄泻。

官拣参　炙黄芪　炙甘草　南木香　广陈皮
诃子肉　嫩柳桂　北防风　川羌活　赤芍药　荆
芥穗

生姜为引，水煎服。

熏法 治痘疮作痒，泄泻内虚者。

茵陈蒿　蕲艾叶

二味烧烟熏之。如用上二法而痒止者，吉；反
甚者，凶，不治。

导赤解毒汤 治痘起发时，身热太甚，唇焦
口渴。

淮木通　北防风　大麦冬　净连翘　地骨皮
绿升麻　白芍药　粉干葛　怀生地　天花粉　炙甘草
灯心十根为引，水煎服。

生津地黄汤 治痘起发，大便坚实而渴。

怀生地　大麦冬　净知母　天花粉　炙甘草
竹叶十片为引，水煎，热服。

七味白术散 治痘起发，泄泻而渴。

官拣参　漂白术　南木香　藿香叶　白云苓

粉干葛　炙甘草

　　生姜、大枣为引，水煎服。

　　二陈理中汤　治痘曾伤冷物，受寒气而呕者。

　　官拣参　漂白术　广陈皮　法半夏　炙甘草

　　生姜三片为引，水煎服。

　　二陈一连汤　治未伤冷物、寒气而呕者，热也。

　　广陈皮　法半夏　白云苓　酒川连　炙甘草

　　竹茹、生姜为引，水煎，热服。

　　加味鼠粘子汤　治咽喉中生疮，闭塞而呕者。

　　芽桔梗　牛蒡子　新射干　北防风　山豆根
广陈皮　荆芥穗　净连翘　炙甘草

　　水煎，热服。

　　控涎丹　吹咽中生疮。

　　辰砂五分　明雄黄三分　儿茶五分　川黄柏五分

　　共为末，吹喉中。

卷之六

万氏痘麻

痘　疹续

成实证治歌凡二十首，共二十三方

起发之时渐作脓，毒随脓化语无凶。

或成空壳兼清水，毒气留连虑晚攻。

凡痘疮自起发之后，血化为水，水化为脓，至此脓已成，毒已化矣，饮食如常，不亦吉乎！若当起发，壳中出清水，此气至而血不随也，治之当益其荣，宜四物化毒汤。

或内含清水，平塌不起，此血至而气不随也，当益其卫，宜保元化毒汤。

或窠囊浮肿，中含清水，如水泡之状，此气血俱虚，不能制毒，反为毒逼，渐变痒塌，治之当托其毒，固其荣卫，使无痒塌，以十全化毒汤主之。

亦有饮食如常，六腑充实，若见空壳清水之证，虽能收敛，未免发为痫毒，不可不早治之。

脓成毒化笑颜开，犹虑形生变证来。

莫谓清安无个事，风云不测霎时灾。

痘疮至成脓疱，此收功之时，手足常要和暖，过热过寒者，变也；人事常要安静，烦燥闷乱者，变也；六腑常要充实，忽吐利者，变也；声音常要响亮，忽暗哑者，变也；饮食要渐进，忽不食反作渴者，变也；色要苍蜡，形要饱满，忽灰白平塌者，变也；疮要安和，忽痒痛者，变也。或触风寒，或犯禁忌，或伤食，或误服汤丸，医者当详察其所因而治之。

四肢温暖始相宜，寒热乖常势渐离。

补泻无偏能谨慎，折肱端的信良医。

凡痘疮手足常要和暖，不宜太热太寒，寒热太甚，则水火偏胜而残矣。假如病人六腑闭结，狂妄烦躁，口干作渴，其脉洪数沉紧者，实也，手足热，本病也。若手足冷，阳极似阴，谓之阳厥，下之勿疑，宜承气化毒汤。

若曾经吐泻，其脉沉细微弱者，虚也，手足冷，本病也。若手足热，乃阴极似阳，谓之阴躁，宜补之，回阳化毒汤温之。

养浆安静吉堪夸，战惕鸣牙祸必加。

痛痒躁烦双足冷，纵教仙手枉喧哗。

凡痘疮已成浆，或寒战，或咬牙，单见一证者可治。盖寒战因疮出太甚，表虚而振振摇动者有之，宜养卫化毒汤。

若咬牙者，必肝火甚，其牙相戛而鸣也，宜清神化毒汤凉解之。

若寒战咬牙并作者，此阳脱神丧，不可治矣。若因疮痛，由脓血绷急而胀痛者，宜导神化毒汤。

若吐利而手足冷者，宜回阳化毒汤方见前。更兼寒战咬牙，闷乱烦躁痒塌者，不治。

有脓有血毒归疮，端的其人正气强。

莫遇中虚生吐泻，功亏一篑费消详。

凡痘疮成浆之时，不宜吐泻。如吐而无物，恶证也，因冲任之火上冲于胃，直犯清道而逆出之，为不治；若吐而有物者，用养胃化毒汤和之。

凡泄泻视其所出之物何如：若色黄而臭，小便黄赤，热也，宜香连化毒汤。

若泻出之物，清冷不臭，小便清长，舌上无苔，寒也，宜理中化毒汤。

如泻久不止，不论冷热，皆宜止之，通用理中化毒汤吞豆蔻丸。方见前。

若吐泻不止，手足厥冷，此脾胃之气将绝，急宜附子化毒汤。

其有无时溏泄，手足和暖，饮食如常，虽治之不止，亦可言无事也。

身外诸疮脓血成，咽喉自此贵宁清。

反加呛水声音哑，咽烂喉穿鬼伴行。

凡痘疮初出，失于调解，以致毒火熏蒸，喉舌生疮，又失于解毒，其疮稠密，然外疮未熟。至于养水之时，则先熟者又先腐矣，所以咽喉宜渐和平。声音清亮，饮食不难，此吉兆也；若当此时，饮水则呛，食谷则哕，甚者失声，此内疮糜烂，舌上成坑，咽门腐烂，肺管壅塞，以致呼吸皆废，饮食卒绝而死矣。亦有先本无疮，因误食辛热之物，或误投辛热之药，其后旋生是证者，可急用甘桔化毒汤。服药后病退者，吉；不退者，凶。

或咽门无疮而暴喑者，此少阴之血不荣于舌也，宜养心化毒汤。

若有声而不清，此火毒乘于肺也，宜泻白化毒汤。中病即止，不中勿治。

陷起平尖脚润红，窠囊饱满蜡浆充。

自然气色咸如式，略见差池便不同。

凡痘养浆之时，若平日中陷者尽起，顶平者尽尖，根脚红活，窠囊饱满，其色苍蜡，气如蒸豆，自然安吉。盖灰白虽为脓之正色，亦由气之不足，宜大补化毒汤。若因泄泻而灰白者，宜固本化毒汤。

若其气腥臭，此有湿热，宜解其标，用解肌化毒汤；外以益元散薄敷疮上，勿令至于溃烂可也。

正值成浆忽痒瘙，用心调护莫辞劳。

不分干湿皆凶候，能食神清福自高。

凡痘至成浆，切防瘙痒抓破，以泄其气。俗云抓破出血者，吉；不出血者，凶。殊不知起发之时，其疮未熟而内是血，抓破宜出血；若养浆之时，其疮已熟而内是脓，抓破有血无血，何足以定吉凶？大抵不宜作痒，如作痒而人清爽，自知其误抓破，或言其痒，欲人拊之者吉；若痒而闷乱烦躁，语之不听，禁之不止，摇头扭项，手足舞乱者，凶也。如其人清爽，瘙痒不住者，当视其形体虚实。未曾吐泻者，宜四圣化毒汤；如元气素弱而有吐泻，宜参归化毒汤。

又要看其抓破处，复灌成疮则吉；破而不灌，皮肉焦黑者，不可治也。

正面将脓早破伤，依然肿灌复成疮。

莫嗟败面留残喘，肿若消时愈断肠。

凡视痘疮以正面为主，盖五脏精华，皆聚于面。如他处疮痘破损，正面完全，可言无事；若正面成片破损，别处虽完全，亦何益哉！若破处复得肿灌成疮，脓血淋漓，却又无事，面虽败，穿鼻破唇，但留残喘耳，岂不愈于死耶？若破处不灌不肿，或肿而又消，烦躁闷乱，此毒气倒陷，决不可治矣。

眉心鼻准耳轮边，唇口诸疮贵活鲜。

但有焦枯兼黑靥，慢求医卜命难全。

凡痘欲成脓之时，眉心、鼻准、耳轮、两颊若先有焦枯黑𪐝，此名倒陷，医之不能，祷之无效，凶矣哉！

正待行浆浆濯濯，惟愁干塌成空壳。

倒陷由来证本乖，劳君着意毋偏驳。

凡痘自出现而起发，自起发而至养浆之时，便要成浆。如当养浆而反不成浆，依旧平塌，与未起发相似；或起发内有空虚，干枯无水者，名倒伏。谓之倒者，脓根在里也；谓之伏者，毒伏而不出也；谓之陷者，毒出而复入也。此等之时，人事清爽，饮食如常，当别而治之；小便大便秘结壮热烦渴，宜下之以承气化斑汤方见前。若吐泻频数，六脉虚弱，宜温之以回阳化毒汤方见前。若人事昏闷，寒战咬牙，足冷，腹胀喘促者死。

额上浑如沸水浇，溶溶破烂气残凋。

渐延两颊多亏损，泄尽元阳魂魄飘。

凡痘疮起发养浆，额上似沸汤所浇之象，皮溶易破，不成颗粒，大片损烂，此因失下之过。毒火熏蒸，渐延两颊，破损水出而干，似𪐝非𪐝，则阳脱阴留，徒增烦闷，呻吟而死矣。

疮头有孔出脓腥，结聚成堆雉屎形。

此个未闻人救得，徒教医祷恐无灵。

凡痘最要皮囊坚厚，包裹完全。若疮头有孔，脓水淋漓漏出，堆聚干结，其色灰白，如天疱疮及癞疮之形，或清水非脓，无事自破，水出干黑，未有能治者矣。

虽然痘密黏床久，疮好皮坚无败朽。

如逢擦破更焦枯，任彼天人应费手。

凡痘稠密，最难为肘膊、腰臀之间，其处久着床席，辗转挨磨，若非坚厚，鲜有不破者。但破须要肿灌，若焦干鳖黑，如火烧汤泼之状，必死。又见其人手足破烂成片而不灌者，亦死。

略见浆脓起发时，休教人物往来驰。

邪风秽气相侵触，变乱无常悔却迟。

凡痘疮起发之后，渐渐养浆，即当谨饰房户，禁止人物内者休出，外者休入，谨防秽厌触犯。其疮轻者，作痛作痒，变而为重；重者，痒塌抓破，烦闷而死矣。故房户内外，常须烧苍术、大黄，以避不正之气，但二味气味恶劣，不可使痘儿闻之，更不可焚烧诸香，盖香能助火透入关节，所以禁之。其诸秽厌，房事最毒，酒次之，五辛又次之，死尸之气，烈于粪秽，狐狸之气，甚于犬羊。烈风暴雨，亦能为害，饮食之偏寒偏热者，勿恣于口；天气太热，则薄其衣裳，常令凉爽，太寒则温其盖复，常令温暖，皆调理切要之法，不可不知。凡用僧道洒水涤秽与医家用药，必用老诚之人，既能清心寡欲，而且经验复多，自能司人之命。凡被房事、生产、月经所厌，以大枣烧烟解之；被酒所厌，以葛根、茵陈烧烟解之；五辛所厌，烧生姜烟解之；被死尸、疫疠所厌，以苍术、大黄烧烟解之；狐狸、犬、羊所厌，烧枫树毬烟解之；凡遇风雨，须烧枫树球以避湿气。

脓血淋漓心脏虚，舍空神乱若邪居。

睡中妄语难苏省，养血安神病自除。

凡痘稠密，成浆之时，或昏昏而睡，呼之不醒，口中喃喃妄语，如被邪祟之状。时人不知，多生惊怪。殊不知此由脓血出多，心脏空虚，神无所依而然，当养血安神，病当自退，宜宁神化毒汤，与安神丸相间服之。

疮成腹痛果何因，便秘肠中火烁津。

又恐误伤生冷食，消详补泻贵情真。

痘出之初腹痛，乃为毒气；疮成无脓而腹痛，未可以为毒也，当审其人便解饮食何如耳？倘若未得大便，此燥屎在里而痛，宜大黄化毒汤微利之，不可拘于首尾不可下之说，坐以待变也。

若因误伤生冷，或饮冷而痛，宜温中化毒汤暖之效。

疮毒无邪证适中，忽然腹胀气庞鸿。

此因食饮多生变，消导天然不用攻。

凡痘顺正，表里无邪，脓血已成，可无苦矣。忽然腹胀气喘，色变而烦闷者，必伤食得之也。何以知之？以其疮正故也，宜消导之，用助脾化毒汤。

脓成尽说毒将升，谁料其间未足凭。

饱满坚牢诚可爱，塌平淫湿最堪憎。

世俗之见，但知痘疮已过一七，发起作脓，便言无事。不知脓成之时，尚未可凭信。若郛郭坚厚，脓浆饱满，言其无事，信矣；若平塌不饱满，淫湿不坚厚，莫言无事。至于十二三日之后，尚有变异，延绵日久，而有死者矣。

险逆诸疮且勿云，聊将顺证语诸君。

缘何业已成浆日，尚有凶危不可垠？

凡痘分三等：有顺、有险、有逆。顺者不须治；险者治之吉；逆者无可治。今除险逆不必论，然顺者亦有成浆之日，反变为险逆者，此何故也？盖有失调理，触犯禁忌，误服汤丸，恃其轻少而不调护，故令轻者变重，此人事之害也。又有只出一二粒而殒命者，疠气使然也，岂人能逆料者哉？

[入方]

四物化毒汤　治痘已起发，气至而血不至，壳中出清水。

全当归　正川芎　怀生地　白芍药　大麦冬
牛蒡子　淮木通　生甘草俱等份　上薄桂减半

灯心为引，水煎，热服。

保元化毒汤　治痘血至而气不至，内涵水色，平塌不起。

官拣参　炙黄芪　全当归　正川芎　荆芥穗
上薄桂　牛蒡子　北防风　赤芍药　炙甘草

粳米一撮为引，水煎服。

十全化毒汤　治血气俱虚，窠囊浮肿，中涵清
水如水疱。

官拣参　漂白术　白云苓　炙甘草　正川芎
当归身　白芍药　怀熟地　炙黄芪　上薄桂　牛蒡子
粉干葛

生姜、大枣为引，水煎，温服。

承气化毒汤　治痘阳极似阴，手足厥冷。

小枳实　紫厚朴　川大黄^{酒炒}　尖槟榔　生甘草
生姜三片为引，水煎，滚热服。

回阳化毒汤　治痘阴极发躁，手足大热。

官拣参　青化桂　漂白术　白云苓　川附片
炙甘草

大枣为引，水煎，温服。

养卫化毒汤　治痘出太甚，表虚而振战。

官拣参　炙黄芪　柳桂枝　当归身　炙甘草
生姜三片、大枣三枚为引，水煎服。

清神化毒汤　治肝火太甚而咬牙。

绿升麻　怀生地　杭麦冬　淮木通　北防风
炙甘草

灯心十茎为引，水煎服。

导神化毒汤　治痘疮太甚，脓血绷急而痛，以
致咬牙。

淮木通　杭麦冬　黑栀仁　炙甘草　炒枣仁
镜辰砂研

灯心十茎为引，水煎，热服。

养胃化毒汤　治成浆时，呕吐而有物，胃虚也。

漂白术　广陈皮　白云苓　西砂仁　姜炒连

生姜一片为引，水煎服。

香连化毒汤　治泄泻色黄而臭，热也。

南木香　炒黄连　结猪苓　漂白术　炙甘草

灯心十根为引，水煎。

理中化毒汤　治泄泻所出之物，清冷不臭，
寒也。

官拣参　炙甘草　漂白术　白云苓　黑炮姜

大枣三枚为引，水煎服。

豆蔻丸　方见五卷起发证治歌。

附子化毒汤　治吐泻不止，手足厥冷，脾胃将绝也。

熟川附　官拣参　漂白术　炙黄芪　炮姜炭
炙甘草

炒米一撮、大枣一枚为引，水煎，温冷服。

甘桔化毒汤　治误食辛热之物，或误服热药，以致咽喉破烂。

大粉草　芽桔梗　鲜射干　净连翘　牛蒡子

水煎，入竹沥和服。

养心化毒汤　治咽中无疮而暴喑。

大当归　怀生地　大麦冬　绿升麻　天花粉
川黄柏　漂苍术　荆芥穗

生姜一片为引，水煎服。

益元散

白滑石一两，研细，水飞　粉甘草五钱

共为细末，蜜水调敷，疮焦痛，胭脂浸汁调敷。

四圣化毒汤　治成浆之时，忽然瘙痒，无吐泻者。

淮木通　当归尾　赤芍药　北防风　柳杨桂

净水煎服。

参归化毒汤　治元气素弱，又兼吐泻而作痒。

官拣参　大当归　炙黄芪　赤芍药　桂枝梢
漂白术　炙甘草

水煎服。以上二证，俱用熏、洗法，熏、洗二
方俱见前。

宁神化毒汤　治成浆后脓血去多，心虚神无所
主，口中呓语。

官拣参　当归身　怀生地　大麦冬　淮木通
石菖蒲　赤芍药　黑栀仁

灯心为引，水煎服。

安神丸　治证如前。

炒川连一钱　当归身一钱五分　白茯神一钱　炙甘
草五分　远志肉一钱　石菖蒲一钱　炒枣仁五分

共为末，猪心血捣匀为丸，如芡实大，辰砂为
衣，每二三丸，灯心汤下。

大黄化毒汤　治浆成，大便秘结而腹痛，内有
燥粪。

绿升麻　当归身　怀生地　火麻仁　光桃仁
鲜红花　陈枳壳　锦大黄　尖槟榔

生姜为引，水煎，空心热服。

温中化毒汤　治误伤生冷、冷水而腹痛。

官拣参　公丁香　南木香　漂白术　青桂心
炙甘草　炒白芍　西砂仁　小枳实　广陈皮　炮
姜炭

大枣、生姜为引，水煎服。

助脾化毒汤　治饮食过伤，抑遏脾气，所以腹
胀而喘。

广陈皮　法半夏　川厚朴　陈枳壳　家苏子
萝卜子　尖槟榔

生姜为引，水煎服。

收靥证治歌 凡一十五首，共一十七方

收靥难拘日数文，但凭稀密实虚分。

缓收循序多坚稳，太急须防余毒熏。

痘疮收靥，不可以日数拘也。大抵痘稀元气实
者，易出易靥；痘密元气虚者，难出难靥。只要循

序缓收，倘收太急，乃毒熬煎，血气枯焦，非正收也，必发疬毒怪证，甚则丧躯，微则残形矣。

人中上下别阴阳，收靥先于此处良。

若是足颅先靥黑，多凶少吉早提防。

人中者，督任二脉交会之衢。痘疹先从此处出壮收靥，为阴阳和畅；若于额颅手足心先靥，乃邪气攻心，莫救。

收靥从来贵整齐，臭腥烦烂便跷蹊。

其间顺逆宜详审，慎勿逡巡当局迷。

痘疮收靥，贵于整齐，干如螺靥者，上也；顶破脓出，结如鸡屎者，次也；破烂无痂者，下也。凡遇此等收靥，便须询察曾犯何逆？如血气本实，误投补药，以邪得补反馈正气，如火烁烂，宜天水散解之，则邪火退而收靥齐矣。

如初饮冷水，浸淫脾胃，以致收靥不齐，以除湿汤渗之，则内渗其湿，外燥其表，令好收靥。

若头面溃烂，其气腥臭，及遍身手足和皮脱去，宜分顺逆。果脓成毒化，饮食如常，更无他苦者，顺也；脓水未成，是名倒靥，未可量。

痘到收时脓自干，封藏收服壳团圆。

莫教腐烂和皮脱，此个还将倒陷看。

痘疮成脓之后，结为螺靥，此毒从外解；若不能结痂，反成腐烂，和皮脱去，此倒陷毒气入内也。

但逢倒陷毒深潜，复肿翻生始不嫌。

头面肿消空未补，剥肤灾近易前占。

凡痘倒陷，系中气不足，急用温中托里汤托之。服药后，破者复加肿灌，无痘处又复出一层，谓之补空，俗云翻生痘是也。此正气不亏，邪气不留，虽过期延日，不为害也。如头面不肿，空处不补，即《易》所谓特剥以肤，切近灾矣，安可为哉！

靥时自利忽然侵，顺逆中间仔细寻。

脓血痂皮为顺候，不分水谷定归阴。

收靥之时，忽然泻痢，若脓血痂皮之物，此脾强肾弱为顺候，痢尽自愈，不可强治。若不分水谷，此肾强脾弱为逆候，用炒米汤送豆蔻丸，痢止则吉，不止则凶。豆蔻丸^{方见前}。

过期不靥事蹊跷，臭烂浑身靥不齐。

黏席黏衣何所治，白龙败草指群迷。

　　凡痘成脓之后，过期不靥，浑身溃烂，以致黏席黏衣，用白龙散、败草散衬贴铺床最佳。

　　收靥迟延须治急，劳君察证毋拘执。

　　纵意违师徒自伤，临危施济终难及。

　　凡痘当靥不靥，须要详审，不可忽略。如冬寒之时，盖覆少薄，被寒风郁遏不能靥者，宜桂枝解毒汤疏解之。

　　如夏月衣被太厚，热气熏蒸不能靥者，宜去其衣被，少令清凉，用甘露解毒汤清之。

　　倘一向大便秘结，里热太甚，不能靥者，宜当归解毒汤微利之；胆导法尤妙。

　　如泄泻气虚不能靥者，此只收靥不齐，俗呼坐浆干也，不须妄治。如元气素弱，以致难靥，宜参归化毒汤解之。

　　脓水将干结靥时，休教愚昧失支持。

　　不知禁忌多翻变，却是为山一篑儿。

　　世俗于痘收靥之时，即杀鸡食之，或姜、椒之类，谓其和暖。殊不知鸡属巽，能动风，辛能助火。脾胃强者无害，弱者反助火邪，以致发痈伤胃，口舌生疮，则至坏病者有之矣。又或宜温而过热，宜凉而过寒，皆为犯禁，亦能生变，切宜慎之！

一向浑身凉且和，屬时忽热事如何？

微微发热干脓水，太甚焦枯病转多。

痘疮始终要有微热，不可尽去。若收屬之时，反大热作渴烦躁，此毒在内，更防陷伏，急用生津凉血葛根汤以清之。

破疮复灌依然烂，及至收成功愈慢。

淋漓脓血苦难当，大补汤丸君莫惮。

凡痘疮犯着皮嫩易破，本不治之证，但破损之后，重复肿灌，此正气尚强，毒不能入而发于外，亦当依期收屬。设不能屬，乃正气被邪气剥削，虽能逐邪出外，不能逼邪成痂也，急宜大补汤温之，不可因循，反生灾变。

数个顽疮不肯收，犯时鲜血却长流。

如逢此证休轻易，破膜伤筋命必休。

痘疮破损，灌肿作痛，不能干水，一名痝蚀疮，一名阳疮。犯着即出血不止，乃难治之证，内服大补汤_{方见前}。外以绵茧散敷之。若逡巡不治，以致灌伤筋骨，穿膜破空，夭人生命者多矣。

灌疮满面血脓多，败面伤睛奈若何！

却在良医施妙手，调和中外起沉疴。

如面疮破烂，反复肿灌，脓血浸淫，却防坏眼残形，宜升麻解毒汤清之。

痘疮抓破状多般，出血成坑水更干。

搔痒焦疼微小事，伤筋溃肉使形残。

其痘疮抓破之证非一：有破而出血者，阳疮也，宜当归凉血散解之；有破而无水便干枯者，此陷伏也，要疮复灌，肉复肿者为佳，内服托里回生散；有破而成坑者，此内陷也，内服托里回生散，外用白龙散方见后敷之。若不详审以上三症治之，微则残形，甚则伤命。

收靥依期更着痂，或时战栗或言邪。

三元正气将回复，不必延医不必嗟。

凡痘欲收靥之时，痂皮圆静，但时或战栗，语言妄谈，此为正气将复，不能自持，不必忧疑，须臾自定。

[入方]

天水散 治痘误投补药，反馈正气而不收靥。

白滑石水飞，一两　粉甘草细末，五钱

共研匀，蜜水调，以鹅毛蘸药拂拭疮上。

除湿汤 治脾胃受湿，收靥不齐。

川羌活　漂苍术　北防风　淮木通　结猪苓
宣泽泻　漂白术　赤芍药　上薄桂

净水煎服。

温中托里汤 治痘疮尚未收靥，忽然倒陷，中气虚也。

官拣参　炙黄芪　炙甘草　牛蒡子　当归身
净连翘　上薄桂　杭青皮　南木香

大枣三枚为引，水煎服。

豆蔻丸 方见五卷起发证治歌。

白龙散 治痘疮浑身破烂，不能怀抱者。

用干牛屎烧灰，取中间白者，研末筛过，敷烂处。

败草散 用茅屋上烂茅烧灰，研细筛过，铺于席上，任其辗转。此草多受霜露，功能解毒故也。

桂枝解毒汤 治痘为风寒郁遏，不能收靥。

上薄桂　赤芍药　牛蒡子　北防风　净蝉蜕

生姜、大枣为引，水煎服。

甘露解毒汤 治夏月天令炎热，暑气熏蒸，不能收靥。

结猪苓　宣泽泻　大麦冬　淮木通　小条芩

地骨皮　上薄桂　净连翘　炙甘草

水煎，热服。

当归解毒汤 治里热太甚，大便秘结，不能收靥。

怀生地　大当归　火麻仁　陈枳壳　净连翘

酒大黄　紫草茸

净水煎，空心滚热服。

胆导法 治大便结燥，血不润肠，以此通之，不损元气。

用大猪胆一个，以小竹管插入胆内，以线扎定，吹气令满，另以线打活结，收住其气，以竹插入谷道内，解去活结，捏其胆，令胆汁射入肠中，直待气透，然后去胆，便即通矣。

参归化毒汤　治元气虚弱，疮不收靥。

官拣参　炙黄芪　当归身　牛蒡子　炙甘草

水煎服。

世人不知此等关系，视若泛常，不早求治，待毙而已。悲夫！

生津凉血葛根汤　治收靥忽然大热烦渴，此里有毒也。

粉干葛　天花粉　地骨皮　当归梢　淮木通
净连翘　牛蒡子　酒黄芩　北柴胡　淡竹叶　大拣参
炙甘草

水煎，热服。

大补汤　治痘破烂复灌，元气伤残，不能收靥。

官拣参　炙黄芪　当归身　净连翘　上薄桂
牛蒡子　炙甘草

大枣为引，水煎服。

绵茧散　治痘疮破烂，水不能干，犯之血出。

用出了蚕蛾绵茧，不拘多少，以白生矾捶碎，纳入茧内，炭火煅之，待矾汁干，研末，干搽疮上即安。

升麻解毒汤 治面疮破烂复灌，脓血不干。

绿升麻　香白芷　酒黄芩　净连翘　净蝉蜕
淮木通　牛蒡子　密蒙花　白蒺藜　荆芥穗　北防风
大当归　炙甘草

灯心为引，水煎，热服。

当归活血饮 治痘疮抓破而出血者。

当归尾　鲜红花　酒黄芩　净连翘　炙黄芪
官拣参　地骨皮　牛蒡子　生甘草

灯心为引，水煎，热服。

托里回生散 治痘疮破而无水，即便干枯者。

炙黄芪　大当归　净连翘　上薄桂　牛蒡子
炙甘草

水煎。入烧过人屎调服。

落痂证治歌 凡五首，共三方

痂皮应落偏迟落，但恐斯时还作恶。

补脾实表有奇功，未可逡巡轻弃药。

收靥之后，痂壳自残，若黏着皮肉不脱，乃表
虚也。尤当禁忌，不可因循，恐生他变，宜调元固

本汤治之。

收靥之时不落痂，昏昏喜睡莫咨嗟。

只因脾胃多虚弱，调治专从戊己佳。

此证乃脾胃虚而好睡也。胃属戊土，脾属己土，宜健脾开胃，调元清神汤醒之。

落痂之后察疮瘢，平整红鲜日渐安。

若是凸凹兼黑暗，好将敷药补形完。

其疮落痂之后，瘢痕平整红活者吉，若瘢肉凸起，或凹陷紫黑，吉凶未可知也，用灭痕散敷之。

疮痂自落何劳急，护揢须防邪气袭。

他年终作血风疡，此际浸淫空涕泣。

痂落依期不必忧，缘何头足更迟留。

阴阳孤独如鳏寡，安得同时取次收。

凡阳生者，以阴成之；阴生者，以阳成之。经曰：孤阳不生，孤阴不成。其疮收靥，自人中平分上下。发际以上，阳之阳也，谓之孤阳；足膝以下，阴之阴也，谓之孤阴。所以疮之收靥，至此二处，每每迟留，不能便干，不可服药，听其自然则吉。

[入方]

调元固本汤 治痘痂黏肉不脱。

官拣参　炙黄芪　当归身　净蝉蜕　炙甘草

生姜、大枣为引，水煎服。

调元清神汤 治痘痂黏肉不脱，而昏沉好睡。

官拣参　炙黄芪　大当归　杭麦冬　广陈皮

炒枣仁　炒川连　炙甘草

大枣为引，水煎服。

灭痕散 治痂落，瘢肉凸凹紫黑。

密陀僧研为细末，以乳汁调搽疮疤；如无乳汁，蜜调亦可。若此药搽上，凸凹者自平；紫黑者自退，应效者吉，不应效者凶。

痘后余毒证治歌 凡三十一首，共四十五方

借问何为痘后痈？只因平塌少成脓。

毒邪蕴聚难消散，透节寻关出要冲。

凡痘初出一点血，由血而化至脓，脓成而毒解矣。若出形之后，应起发不起发，应成脓不成脓，一片空壳，状如蛇皮；或平塌破损，都无脓水，本

为死证。缘其人脾胃素强，又能饮食，亦可以引日收效。只是毒邪蕴蓄于里，必寻出路于关节之间而为痈肿。但发一二处可治；若流注于手足，发之不止，肿灌不愈，久而死矣。

痘痈先要明经络，解毒调元兼里托。

决脓去毒急施功，莫待残形变为恶。

凡痈之发，先看在何经络，分气血多少而治之；次看人之虚实，以解毒托里为先，不可乱施敷药，以致毒不得出，内炎筋骨而成坏证。如肿而未成脓者，用必胜膏贴之；已成脓者，将铍针决破其脓，以生肌散敷之。若肿毒而元气素弱者，以十六味流气饮流通之；若气血虚而泄泻者，加附子以温之；若元气素强者，用连翘解毒汤主之；如痈毒日久，脓血去多者，以十全大补汤扶元解毒。

恶证无如痘后丹，皮肤蕴火毒相干。

看他所发归何部？心肾之经治亦难。

赤火丹瘤，恶候也，流移红肿，其痛手不可近。痘疮之后，有发丹瘤者，因蓄火太甚，不能发泄，郁于肌肉之间，故发而为丹。从头上起，过心即死；

从足下起，过肾即死。内服玄参化毒汤解之，外用磁针砭法。

瘾疹何为痘后呈？肌肤蕴毒未全清。

若教发尽无停滞，免得重重怪证生。

瘾者，皮肤间隐隐成疙瘩也，俗人谓之风丹；疹者，皮肤点点状如蚊蚤咬迹也。痘后发瘾疹，因毒火未发尽，藏于皮肤之间，或瘙痒因抓而成，或因受风火相搏而成，皆吉兆也。正欲其发泄，无使停留以变他证；如发太甚，内服防风败毒散，外以益元散拭之。益元散 方见前。

痘已收成靥不干，或时出血病难安。

从前毒气藏肌表，蚀肉伤肌不忍看。

此与前顽疮不收相同。凡觉痘疮当靥不靥，即防此证，当内服大补汤，外以绵茧散敷之。绵茧散方见前。

翳膜为何眼内攒？怪他热毒壅于肝。

还睛去翳多奇术，点洗徒招弃捐端。

小儿出痘之时，即用黄柏膏和胭脂涂眼，防斑疮入眼也。但斑疮入眼，本不在初，多在收靥之时，或满面破烂，重复肿灌，脓血胶固，毒火郁蒸在内，其斑疮入眼；或痘出已甚，成就迟缓，医用辛热之药发之，亦令斑疮入眼；又或收靥之时，喜啖辛热，谓之干浆，以致二火相煽，亦令斑疮入眼。但在白珠上不必治，久而自去，惟在黑轮上者，或掩蔽瞳人，急用密蒙花散治之。

两目今朝乍畏明，肝虚邪火暗伤睛。

凉肝养血功无比，解使双眸炯炯清。

凡痘后双目见明不开，暗则开者，谓之羞明，宜凉肝明目散治之。若向暗处亦不开者，却防目中有疮，当如上法治之。

收后缘何便下红？多由倒陷毒归中。

利完脓血应须愈，强治翻为聚怨丛。

脓血痂皮一路来，任他自止莫疑猜。

和中清热施残者，劫涩轻投病转乖。

痘后忽利脓血，待其自止，然后用和中清热之剂，不可便用止涩。但痢势甚者，宜黄连解毒汤清解之。脓血尽后，宜和中汤。

痘证从前无倒陷，缘何脓血利无时？

大肠郁火多潜毒，解毒通肠贵早施。

痘无倒陷之证，却有脓血之痢。由于平日食煎炒，素有积热，今因痘后气血虚，不能胜积，故痢脓血也，此名滞下。必然肠鸣作痛，里急后重。或因痘出之后，饮食太多，水停作泄，热毒乘虚入里，便下脓血，此名肠垢，宜调胃承气汤以彻其毒，次用黄芩汤调其阴阳。

最怕收成呕哕频，咽疼胃弱毒潜湮。

错喉呛水宜施治，干哕无声鬼作邻。

有声有物谓之呕，有物无声谓之吐，有声无物谓之哕，食谷即吐，谓之错喉，饮水而喷，谓之呛水。今痘后凡有此等，由热毒壅塞胃口，故令呕吐；咽门涩塞，故令错喉、呛水也。惟干呕乃胃疮腐烂，不能纳谷，故时时张口，似吐不吐，乃不治之证；亦有咽喉作痛而呕吐失声者，乃咽喉腐烂，亦不可治。惟但呕吐，陈皮竹茹汤；咽喉痛，甘桔汤。

身已清安热不除，或因毒甚或元虚。

调元解毒分投用，寒热分明效自如。

痘既收靥，则毒解而热当除矣。如热一向不已，非毒气之余烈，必元气之素虚，惟以脉辨之。如脉数形勇，烦躁而热，此邪气实也，宜知母解毒汤；如脉迟形怯，热而喜睡，此正气虚也，宜黄芩调元汤。

收后浑身一向温，乍然发热细评论。

内伤外感须分治，此个真机妙法门。

痘靥之后，一向温暖和平，并无余热，今忽发热，不可以余毒未解、正气之虚同论，必因外感风寒。其证头目昏痛，恶寒脉浮，宜桂枝汤。

或因内伤饮食，其证肚腹饱闷，不喜饮食，其脉弦滑，以补中益气汤加消导药而运用之。

食饮如常腹里疼，盖由脾弱化难能。

看他虚实行消导，方显明良三折肱。

收靥之后，忽然腹疼，或呕或泄，不思饮食，此伤食之证。虚则用上补中益气汤治之。如无吐利、腹痛、气急，宜丁香脾积丸下之。若腹满而痛，烦闷不宁，此毒火入中，急用雄黄解毒丸利之。不然，渐加喘急，手足厥冷，则难治矣。

收后缘何食不思？偶然伤食少人知。

补脾消导为良法，强忍成疳悔是迟。

一向能食，收后反不能食，闻食气即呕逆，此必食伤甚，可以脾积丸_{方见前}治之。微则以保和丸调之。若隐忍不急求治，久则消瘦，渐成疳痨矣。

寒热缠身似疟侵，不分早晚应期临。

只缘脾胃多虚弱，补气升阳贵酌斟。

此因痘后气血两伤，阴虚则内热，阳虚则外寒，乍寒乍热，俨然疟疾，切不可以为疟治，但以补中益气汤升举之，其病自愈。

收后浑身手足寒，好将气血作虚看。

六经脉细如将脱，急早回阳病自安。

凡痘收靥之后，手足厥冷，六脉沉细，元气大虚，急用调元生脉散以温之。稍用寒凉，必取败亡也。

强打精神睡思昏，终朝何事不惺惺。

此因毒解神虚倦，气血和平体自宁。

收靥而好睡，乃毒解神虚，此常事也，不必调治。有等苟且之流，欺人不知而取利，庸下之徒，妄用汤丸而致祸者，戒之戒之！

睡思沉沉不识人，恍疑中酒妄言频。

只因热伏心包络，保护心君妙入神。

凡收后昏睡，连日不醒，口中妄语，或有醒时，亦似醉人，每多错语，此热邪攻心，心君不肯受邪，传于包络。宜导赤解毒汤清之；或用安神丸亦佳。

收靥之余搐搦萦，责其火毒未全清。

清心散火风应退，发作无休命必倾。

痘出发热作搐，此常候也。若收靥之后反发搐者，乃疮发未透，毒火内侵故也。然此候发于收靥之余，血气已衰，治之甚难，宜清神散火汤。如药对病者可治；若连发不已，死证也。

身已康宁手足挛，分明血少致斯愆。

补脾养血诚仙诀，不遇知音莫浪传。

凡痘后手足忽然挛拘，不能屈伸转运，乃血少不能养筋，又或外被风寒水湿以致然耳。不可用发散并疏风之药，以耗其血，只宜当归桂枝汤补脾养血，则手足自和。

痘后还愁咳嗽多，总由毒火肺中磨。

清金降火兼调气，肩息胸高若命何！

痘疹之后，惟肺受伤，至于收靥毒解，宜乎宁矣。若反咳嗽喘急，乃毒火流入肺中也，当清金降火，宜宁肺汤保肺解毒。服药嗽不止，胸高龟壳肩息者不治。

忽尔浑身肿胀形，或风或水食偏停。

肿因肺受宜清表，胀属脾家利解宁。

痘收之后，或面目浮，四肢肿，此属于肺。因表虚而受风寒，仍宜汗解，用加味五皮汤。

若腹胀如鼓，眼胞微肿，此属于脾。由脾胃虚，饮水过多，蓄湿于内，所食过多，积热于中，仍宜利解，宜厚朴汤；倘属虚胀，不可妄攻，但宜莱菔子丸。

小便宜清偶涩迟，膀胱蓄热少人知。

不将导赤为良法，只恐迁延有变时。

凡痘疹，小便始终宜清。若收后不利，此热积膀胱，宜加减导赤散以清其心。

便贵滋荣乍觉难，谁知肠胃液津干。

润肠胆导宜兼用，纵有余邪便后安。

凡大便始终须宜润泽，一二日一次为佳。若至于收靥后而大便秘结，乃痘出太多，血枯气不润肠，宜润肠丸兼胆导法。胆导法，方见前。

腠理疏通雨汗倾，卫虚荣弱两无情。

建中自汗阳偏胜，盗汗归黄六味平。

经曰：卫气者，所以温肌肉，充皮毛，肥腠理，司开阖也。痘疮之后，卫气受伤，故收靥之后，卫弱而汗出也。醒时常出为自汗，宜建中汤；睡着而出者为盗汗，当归六黄汤。

血在身中本自宁，火邪迫血血违经。

鼻中细出堪调治，便尿中来命不停。

痘收靥后，忽见血证，大为危候。盖鼻血出于肺，吐血出于胃，溺血出于小肠，便血出于大肠，皆由毒入于内，迫血妄行，急宜凉血地黄汤止之。服药后血不止者，不治。

忽吐蛔虫证已非，要知内热又常饥。

但闻食臭虫斯出，呕吐心烦虫作威。

伤寒吐蛔，责之胃寒；痘证吐蛔，责之里热。由热毒怫郁于里，又不能食，虫无所养，但闻食臭即涌出者，宜黄连止蛔汤。

炎炎胃火成疳蚀，辛热频餐阳毒炽。

牙龈臭烂怕穿腮，药有神功休论值。

凡痘疮后牙龈生疮，时时出血，谓之牙宣；呼吸息臭，谓之息露。此走马牙疳也，由热在阳明、少阳，宜内服洗心散，外以蚕蜕散敷之。

如舌上生疮，赤者谓之赤口疮，此热在心脾二经，内服洗心散，外用阴阳散敷之。

其疮白者，名白口疮，又名鹅口疮，此热在心肺二经，亦服洗心散，外以朱矾散敷之。

食饮缘何不发肌，多因气血两相亏。

和平丸散常宜服，偏热偏寒愈见离。

凡儿素常肌肥，痘后羸瘦，虽能饮食，而不为肌肤，乃气血虚故也。治之须兼阴阳，不可偏胜。偏阳则伤血，偏阴则伤气，愈见乖离矣。阴日宜服参苓白术散，阳日宜服当归益荣丸。

痘后分明皮肉娇，切宜保护在昏朝。

风寒暑湿常宜避，洗拭挦挞祸莫饶。

痘后中虚食易伤，辛香生冷莫轻尝。

若贪口腹浑无忌，犯却中和变内伤。

此二条言收后调理之法。在外也，皮肤薄嫩，易于感冒，若不避风寒暑湿，梳洗拭揩，则至于痈肿者有之，生疮癣者有之；在内也，肠胃并弱，难于克化，若不分生熟软硬，寒热凉温，任意食之，则成胀满者有之，至于泻痢者亦有之，可不慎欤。

[入方]

必胜膏 治痘痈初肿而未脓者。

马齿苋^{取汁}　公猪肪^{熬油}　好冬蜜

三味等份，同入砂锅内熬成膏，厚涂肿上。

生肌散 治痘痈已成脓，破烂不能收口。

香白芷^{一钱}　石龙骨^{五分}　浙贝母^{二钱}　赤石脂^{一钱}
新白及^{一钱}

共为极细末，敷之。

十六味流气饮 治痘痈肿痛，元气素虚者。

官拣参　大川芎　当归身　赤芍药　北防风
南木香　炙黄芪　上薄桂　香白芷　芽桔梗　尖槟榔
川厚朴　台乌药　紫草茸　陈枳壳　炙甘草

气血虚而泻利者，加熟附子；大便秘结者，加酒蒸大黄。

净水煎，半饥服。

连翘解毒汤 治痘痈肿痛，能食而元气强者。

净连翘 香白芷 大川芎 当归尾 赤芍药 牛蒡子 穿山甲 炙甘草

净水煎服。

属太阳经者，本方加川羌活、汉防己；属阳明经者，本方加绿升麻、粉干葛；属少阳经者，本方加北柴胡、枯黄芩；属太阴经者，本方加青化桂、北防风；属少阴经者，本方加川黄连、淮木通；属厥阴经者，本方加北柴胡、杭青皮。

予按： 但云六经加味，而不指明处所，未免阙略。今分晰之，以便治疗。太阳经所属：项、背、腰、臀、足外廉、足腨；阳明经所属：额、眉眶、面、胸、两乳、牙龈；少阳经所属：左右头角、耳前、左右两胁腋；太阴经所属：中脘、四肢、两足胕；少阴经所属：脐腹、手足心、手足内廉、足跟；厥阴经所属：头顶、小腹、男妇阴器。

十全大补汤 治痘痈破烂，脓血去多，速救元气。

官拣参　正川芎　当归身　赤芍药　怀熟地白云苓　炙黄芪　青化桂　香白芷　金银花　净连翘炙甘草

生姜、大枣为引，水煎服。仍照以前加入引经药。

凡见痈毒，以上法治之，不可因循，恐成大患，微则残形，甚则殒命。

玄参解毒汤　总治痘后余毒，十种火丹。

润玄参　当归尾　怀生地　鲜红花　净连翘地骨皮　熟石膏　赤芍药　北防风　淮木通　荆芥穗

淡竹叶十片为引，水煎，热服。

磁针砭法　法见四卷丹毒证治。

防风败毒散　治痘后身发瘾疹，出而过多者。

北防风　赤芍药　绿升麻　粉干葛　生甘草

灯心为引，水煎，热服。

大补汤　治痘靥而不干，犯之出血。

官拣参　炙黄芪　当归身　净连翘　上薄桂　牛蒡子　正川芎　杭白芍　香白芷　炙甘草

大枣三枚为引，水煎服。

密蒙花散 治斑疮入眼，翳障瞳人。

密蒙花酒洗，五钱　谷精草五钱　净蝉蜕去翅足，洗晒干，五钱五分　望月砂炒，一两

共为细末，用腒猪肝一两，竹刀剖开，每用末药一钱，擦在肝内，水煮肝熟，饮汁食肝，神效。不可轻用点洗之药，反成废弃。

凉肝明目散 治痘后双目羞明怕日。

当归身　草龙胆　北柴胡　正川芎　北防风
密蒙花　酒黄连

用腒猪肝煎汤，煮药服之。

黄连解毒汤 治痘后患痢，其热甚者。

酒黄连　酒黄芩　陈枳壳　当归尾　酒大黄
生甘草

水煎，滚热服。

和中汤 治痘后患痢，脓血既清，以此和之。

官拣参　大当归　陈枳壳　淮木通　炙甘草
姜、枣为引，水煎，温服。

调胃承气汤 治痘后热毒作痢，腹痛，里急后重。

陈枳壳　锦庄黄　尖槟榔　生甘草

生姜三大片为引，水煎，滚热服。

黄芩汤　治痘后痢，已经下后，以此调其阴阳。

酒条芩　酒黄连　当归身　大川芎　淮木通
南木香　赤芍药　炙甘草

水煎服。

久不止，加绿升麻；腹痛，加酒大黄。

陈皮竹茹汤　治痘后呕吐，有声有物。

雅黄连用吴茱萸同炒，去茱萸，用连　真广皮　白云
苓君

竹茹一丸为引，水煎，热服。

甘桔汤　治痘后余毒不消，咽喉塞痛。

芽桔梗君　大甘草君　牛蒡子臣

灯心为引，水煎服。

知母解毒汤　治痘后余邪作热。

净知母　怀生地　熟石膏　地骨皮　酒黄芩
牛蒡子　绿升麻　天花粉　生甘草

淡竹叶为引，水煎，热服。

黄芩调元汤　治痘后元气怯弱，虚热身倦。

官拣参　酒炒芩　大麦冬　当归身　炙甘草

生姜、大枣为引，水煎服。

桂枝解肌汤　治痘后热已尽除，忽因外感作热。

柳杨桂　赤芍药　片黄芩　官拣参　粉干葛
北柴胡　炙甘草

生姜、大枣、竹叶为引，水煎服。

补中益气汤　治痘后久已无热，因伤食发热。

官拣参　炙甘草　漂白术　广陈皮　小枳实
杭青皮　南木香　六神曲　老麦芽　炙黄芪

生姜、大枣为引，水煎服。

丁香脾积丸　治痘后伤食，腹痛气急。

京三棱去毛，醋浸，煨熟　蓬莪术去皮，如上制　公丁香
南木香以上各五钱　杭青皮去穰　肥乌梅连核烧，存性　猪
牙皂烧，存性，以上各三钱　巴豆仁四十九粒，煨，捶去油极净

共为细末，醋煮面糊为丸，如绿豆大，每三丸
或五丸、七丸，量儿大小，白汤送下。

雄黄解毒丸　治痘后伤食，腹满而痛，烦闷
不宁。

明雄黄一钱，另研　川郁金三钱　巴豆霜一钱

共为末，米糊丸，绿豆大，小茴香煎汤，下三五丸。

保和丸 治痘后一向能食，今不思食，闻食气即呕。

官拣参切片、焙干　漂白术各三钱　白云苓一钱五分　炙甘草　山楂肉　老麦芽　六神曲各一钱

共为细末，米糊丸极小，每服一二钱，米饮下。

补中益气汤 治痘后脾虚，寒热似疟，非真疟也。

官拣参　漂白术　北柴胡　绿升麻　广陈皮　上薄桂　当归身　南木香　炙甘草

虚甚者，加熟附子。

生姜、大枣为引，水煎服。

调元生脉散 治痘后手足冷，脉沉细，虚极之征。

官拣参　炙黄芪　炒白术　全当归　大麦冬　北五味　青化桂

虚冷甚者，加熟附片。

生姜、大枣为引，水煎服。

导赤解毒汤 治痘后神昏妄语，余热未除也。

淮木通　怀生地　大麦冬　白茯神　黑栀仁
上拣参　石菖蒲　炙甘草

灯心为引，水煎服。

安神丸 治证同前。

真吐黄^{五分}　真雅连^{炒，三钱}　当归身　黑栀仁^各
^{二钱五分}

共为细末，以猪心血和匀为丸，如绿豆大，朱砂为衣，每五七丸，灯心汤下。

清神散火汤 治痘后毒邪未尽，忽然作搐。

淮木通　润玄参　大麦冬　正川连　大当归
官拣参　白茯神　炙甘草

水煎，去渣，以辰砂末调服。

大便秘者，微加酒大黄；自利者，倍人参。

当归桂枝汤 治痘后血少，手足拘挛，不能转运。

官拣参　当归身　正川芎　白芍药　炙黄芪
漂苍术　川黄柏　炙甘草

气虚肢冷，加附片；感冒风寒以致筋骨痛，加羌活、防风；血气大虚者，加鹿茸、虎胫、淮牛膝。

姜、枣为引，水煎，微加好酒一杯兑服。

宁肺汤 治痘后邪火未退，侵扰肺脏，致令咳嗽。

净知母　牛蒡子　北沙参　怀生地　地骨皮　大麦冬　熟石膏　生阿胶　信前胡　杭白芍　炙甘草

新桑叶七片、枇杷叶一片为引，水煎，入竹沥兑服。

加味五皮汤 治痘后面目浮，四肢肿。

川羌活　五加皮　漂苍术　桑白皮　上薄桂　北防风　淮木通　汉防己　结猪苓　炙甘草　生姜皮

灯心为引，水煎，热服。

厚朴汤 治痘后腹胀如鼓，眼胞肿，由水湿饮食所致。

漂苍术　川厚朴　广陈皮　结猪苓　大腹皮　茯苓皮

因于食者，加六神曲、山楂肉、京三棱、蓬莪术、小枳实。

生姜、大枣为引，水煎，热服。

莱菔子丸　治痘后虚胀，面唇白，四肢冷者。

莱菔子炒，五钱，另研　洋胡椒厚朴煎汤浸过，晒干用，二钱　漂白术土炒，二钱

共为末，蜜丸，每一钱，陈皮汤下。

加减导赤散　治痘后余热，郁积膀胱，小便赤涩。

淮木通　车前子　瞿麦穗　白滑石　赤茯苓　黑栀仁　淡竹叶

灯心为引，水煎，热服。

润肠丸　治痘后大便秘结，血枯气弱也。

当归尾　怀生地　火麻仁　光桃仁

莱菔子为引，水煎，热服。

建中汤　治痘后阳虚自汗，醒眼而出者。

柳杨桂　白芍药　当归身　炙黄芪　炙甘草

生姜、大枣为引，水煎，热服。

当归六黄汤　治痘后阴虚盗汗，睡着而出者。

当归身　怀生地　怀熟地　炙黄芪　片黄芩

酒黄连　酒黄柏

小麦一撮为引，水煎，热服。

凉血地黄汤　治痘后毒火流行，伤阴动血。

真雅连　当归尾　怀生地　黑元参　炒栀仁
生甘草

鼻血加丝茅根、新桑叶；吐血加熟石膏、净知
母、乳童便、香附米；尿血加淮木通、白滑石；便
血加北秦艽、槐角子、荆芥穗；不止加蒲黄茸、生
藕节、侧柏叶。

莲蓬壳烧灰为引，水煎服。

黄连止蛔汤　治痘后吐蛔，此即仲景乌梅丸之
变制。

官拣参　漂白术　川附片　川黄连　川黄柏
肥乌梅　真黎椒

净水浓煎，人参汤兑服。

洗心散　治痘后走马牙疳，并赤口疮、白口疮。

川黄连　当归尾　怀生地　锦庄黄　淮木通
南薄荷　净连翘　牛蒡子　生甘草

灯心十根为引，水煎，热服。

蚕蜕散　治痘后走马牙疳，以此吹之。

蚕蜕纸烧灰，一钱　枯白矾二钱　人中白取久年者，火煅，二钱　五倍子二钱

共为末，洗净败血，以此药搽之。

阴阳散　治痘后赤口疮。

正川连二钱　黑炮姜一钱

共炒，研细末，用茶洗净败血，以此药敷之。

朱矾散　治痘后白口疮。

镜辰砂二钱　枯白矾一钱

共研为细末，茶洗口疮，以此敷之。

参苓白术散　治痘后饮食不为肌肤。

官拣参二钱　漂白术三钱　白云苓二钱　真广皮二钱　怀山药一钱五分　南木香一钱　六神曲一钱　杭青皮一钱

共为末，米饮调服一钱，阴日服此。

当归益荣丸　治证同前。

当归身　正川芎以上俱二钱　正川连姜汁炒，一钱五分　真芦荟二钱二分，蒸、切　使君子肉一钱二分

共为末，蜜丸，米饮下，阳日服此。

妇女痘疹证治歌 凡一十二首，共一十四方

女人痘疹最难医，阴质从来血易亏。

待得疮疮将发日，只愁天癸有常期。

《正理论》云：婴儿女子，益以滋甚。以女人阴质，血常不足。痘疹始终以气血为主，一或不足，则变生焉。故女子十四岁以后，有出痘疹者，常恐天癸之行，血走气虚，每成伏陷。

发热经行非正时，火邪迫血血奔驰。

急须凉血停为美，莫待中虚悔却迟。

痘疹发热，经水妄行，却非天癸之期，此毒火内蕴，扰乱血海，迫经妄行，月事不以时下，宜玄参地黄汤，或四物合黄连解毒汤，以凉血为主，必欲其止。如久不止，中气虚弱，致生陷伏者有之。

发热时逢经水行，毒邪已解污方清。

过期不止须当虑，补气温经热自平。

发热之时，经水适逢其期，此积污得去，毒亦轻解，不须治之。若过四五日尚不止，以热邪乘血室之虚，迫血妄行，宜先服小柴胡加生地黄汤，以

清血室之热，后用十全大补汤，以补气血之虚，令其出匀，易壮易靥。

适逢发热经斯断，血室空虚怕烦懑。

若然谵妄神不清，热入子宫医莫缓。

发热时经水适断，宜早服柴胡四物汤，以防血室空虚，毒邪乘虚而入，致生他疾。若已憎寒壮热，神识不清，妄诞见闻，言语错乱，此为热入血室，宜四物汤合导赤散，与安神丸相间服之。

女子居经日已赊，岂堪痘疹证来加。

却愁血海停污垢，犹虑胞门陷毒邪。

女子经闭，谓之居经，满而不泻，病在心脾。经曰：二阳之病发心脾，女子不月。痘疹之毒发于心，又以脾为主，心脾先病，血室不行，冲任之间已多积垢，一旦痘疹之火，郁于命门、胞户之中，当出不出，毒邪留伏，致生乖戾者有之。故发热之初，即当涤除停垢，以桃仁承气汤主之，后以四物汤合匀气散调理之。

崩漏多时血已枯，泻而不满有余无。

岂堪当此天行病，济弱扶倾在吸呼。

女子一向崩漏未止，气血已虚。若当天行痘疹，必不能任其毒，惟宜大补气血为主，十全大补汤。痘出灰白平陷，难发难靥者，更加熟附一二钱。

起发成浆忽动经，气随血散岂能停。

食多胃足无他虑，不食须防陷伏形。

痘既出现以后，最宜表里俱实，饮食能多。若当起发胞浆之时，天癸忽动，人但知恐被秽气触犯正气，不知自身之血，不足为厌。但血出而气亦虚，毒邪乘虚陷入于里，惟元气素壮能食者，必无是变。如气虚食少之人，未有不成陷伏者，宜十全大补汤主之，虚甚者，加熟附、鹿茸。

经行暴哑毒邪侵，血出津枯乍失音。

养血通心言语出，一朝声价值千金。

女子出痘，经水忽行，暴哑不能言。盖心主血，舌乃心之苗，血去则心虚，心虚则少阴之脉不能上荣于舌，故卒失音不语。先以当归养心汤养其心血，利其心窍，自然能言，以十全大补汤调之。

起发经行证已乖，内虚伏陷早安排。

药灵中病终须吉，证逆违师事不谐。

月事大行，其疮不起发、不光壮、不饱满、不红活、顶平陷、灰白色，或青干黑陷，此里虚之候，痘复陷入也。宜十全大补汤，与夺命散相间服之。其痘胖壮红绽，或痘空中，再出一番，乃大吉之兆。若加腹胀喘满，谵妄闷乱，寒颤咬牙，手足厥冷，必死也。

妊娠出痘有真传，惟有安胎法最先。

不可令胎轻触动，胎元触动命归泉。

孕妇出痘，始终以安胎为主，不可触动其胎。其初发热，以参苏饮发之；痘出现后，多服安胎饮为佳；起发收靥迟，十全大补汤去肉桂。

痘正丰时产正临，几人得法有规箴。

涤除恶露休轻易，补益元神功效深。

孕妇出痘，正当盛时，忽临正产，只以大补气血为主，十全大补汤；若腹中微痛，此恶露未尽也，宜涤去之，生化汤。

产后如逢出痘疮，此时胎去免忧惶。

只凭补益收功效，莫犯寒凉生气伤。

妇人产后出痘，只以大补气血为主，十全大补汤,其白芍用好酒炒熟。不可妄用寒凉,以伤生发之气也。

[入方]

玄参地黄汤 治妇女痘疹作热,经水不依期而至,此妄动也。

怀生地 润玄参 粉丹皮 绿升麻 黑栀仁 炒蒲黄 生甘草

灯心十茎为引,水煎,热服。

四物合黄连解毒汤 治证同前,火盛毒重者用此。

当归身 怀生地 杭白芍 正川芎 正雅连 川黄柏 条黄芩 黑栀仁

净水浓煎,热服。

小柴胡加生地黄汤 治妇女痘初作热,正值经期,若四五日不止,宜清血热。

官拣参 软柴胡 小条芩 法半夏 怀生地 炙甘草

生姜一片、大枣一枚为引,水煎,热服。

十全大补汤 治妇女痘疹发热,经行之后当补之，以免陷伏。

官拣参　漂白术　白云苓　当归身　正川芎
杭白芍　怀熟地　炙黄芪　青化桂　炙甘草

生姜一片、大枣一枚为引，水煎，温服。

柴胡四物汤　治妇女经血方净，适逢痘疹作热，
宜升提。

官拣参　软柴胡　小条芩　当归身　正川芎
怀生地　杭白芍　地骨皮　杭麦冬　光知母　淡
竹叶

生姜一片为引，水煎，热服。

四物合导赤散　治妇女经后出痘，热入血室，
神识不清，谵妄。

全当归　正川芎　杭白芍　怀生地　川木通
怀熟地　炙甘草

灯心十根，水煎，热服。

安神丸　治证同前，与前方间服。

真川连　全当归　杭麦冬　白云苓　炙甘草^{以上}
^{各五钱}　镜辰砂一钱　梅花片二分半

共为细末，以獖猪心血捣和，少加炼蜜，杵千

余下，为丸，芡实大，每一丸，灯心汤下。

桃仁承气汤　治妇女经闭日久，正值痘临，宜疏去垢秽，免留伏。

大桃仁二十个，去皮、尖、研泥　川庄黄二钱，酒润
鲜红花一钱　生甘草五分　桂枝尾五分

先煎大黄、桂枝、红花、甘草、汤成去滓，入桃仁泥化开，空心服。

四物合匀气散　治疏通经水之后，以此调其气血。

当归身　川芎䓖　京赤芍　怀生地　南木香
京楂肉　炙甘草

水煎，不拘时服。

十全大补汤　方见前。

当归养心汤　治妇女痘疹，经行之后，忽然暴哑。

官拣参　大拣冬　绿升麻　全当归　怀生地
炙甘草

灯心十二根为引，水煎，热服。

夺命丹　治痘方起发，正值经期，其血大下，

以致陷伏，以此与十全大补汤间服之。

净麻黄^{蜜酒炒黑} 绿升麻^{各三钱} 山豆根 鲜红花 牛蒡子 净连翘^{各二钱五分} 净蝉蜕 紫草茸 人中黄^{各三钱}

共为细末，酒蜜和丸，芡实大，每二丸，薄荷叶煎汤化服。

参苏饮 治孕妇出痘，发热之初，以此疏通腠理。

官拣参 紫苏叶 芽桔梗 粉干葛 信前胡 广陈皮 白云苓 陈枳壳 南木香 炙甘草

生姜一片、红枣一枚为引，水煎服。

安胎饮 治孕妇痘已出现，以此固其胎气。

拣人参 漂白术 实条芩 怀熟地 正川芎 全当归 杭白芍 西砂仁 老苏叶 广陈皮 炙甘草

生姜三片、红枣三枚为引，水煎，温服。

生化汤 治孕妇出痘，适逢正产，产后腹痛，恶露未尽。

当归身^{五钱} 正川芎^{二钱} 光桃仁^{二十粒} 黑炮姜

一钱 炙甘草一钱

净水浓煎服。

麻 疹

麻疹骨髓赋四段

麻虽胎毒，多带时行。气候寒温非令，男女传染而成。其发也，与痘相似；其变也，比痘匪轻。愚夫愚妇，每视为泛常；若死若生，总归于天命。不知毒起于胃，热流于心。始终之变，肾则无证；脏腑之伤，肺则尤甚。闭户问途，何若出门寻径；扬汤止沸，不如去火抽薪。

初时发热，俨似伤寒。目出泪而不止，鼻流涕而不干。咳嗽太急，烦躁难安。以火照之，隐隐皮肤之下；以手抹之，亭亭肌肉之间。其形若疥，其色若丹。随出随没，乍隐乍现。根窠若肿兮，麻而兼瘰；皮肤若赤兮，麻以夹斑。似锦而明兮，十有九吉；如煤而黑兮，百无一痊。

麻毒最重，治法不同。微汗常出，热势越而不留；清便自调，毒气行而无壅。腠理怫郁兮，即当发散；肠胃秘结兮，急与疏通。苟视大而若细，恐变吉而为凶。故衄血不必忧，邪从衄解；利血不必止，毒以利松。所喜者身中清凉，可畏者咽中肿痛。饮水不休，法在生津养血，饮食若减，方须清胃和中。

又如出之太迟，发表为贵；出之过甚，解毒堪宜。毋伐天和，常视岁气。寒威凛凛，毒势郁而不行；火热炎炎，邪气乘而作疬。或施温补，勿助其邪；若用寒凉，休犯其胃。制其过但取其平，诛其暴必欲其正。远寒远热，阴阳之胜负不齐；责实责虚，人禀之强弱或异。

麻疹既出，将息尤难。坐卧欲暖，饮食宜淡。风寒若袭兮，为肿为热，咸酸不禁兮，为咳为喘。异气纵感，变证宜参。便多脓血兮，仓廪血热；咳多涎沫兮，华盖伤寒。口烂唇裂，心火未退；皮焦发槁，荣卫将枯。苟不详于临证，何以见其折肱？

麻疹西江月 凡二十首

麻疹俗呼麻子，盖因火毒熏蒸。朱砂红点遍身形，发自胃经一定。切忌黑斑死证，最宜赤似朱樱。大都治法喜凉清，不许辛甘犯禁。

麻疹因何咳嗽？盖由肺胃相连。肺金被火苦熬煎，以致咳嗽气喘。治法清金降火，不宜误用辛甜。蒸笼包子譬如然，只要气松火遍。

麻疹如何辨认？分明状似伤寒。此多咳嗽有红斑，喷嚏眼中水现。或见腹疼阵阵，或时吐泻相兼。疹麻吐泻不须嫌，正要毒除热减。

麻与痘疹异治，二家不可同方。痘宜温解疹宜凉，又要现形为上。若受风寒不出，其间凶吉难量。急宜发散保安康，最怕神昏腹胀。

大凡麻痘未出，详看天令如何？假如日暖又风和，败毒荆防堪可。若是时行疫疠，芩连消毒宜多。用心调理救沉疴，坐井观天莫学。

且论荆防败毒，真为发散仙方。荆防生地要相当，酒炒芩连二样。桔梗人参甘草，连翘牛蒡无双。

玄参酒柏妙真良，竹叶升麻停当。

又有芩连消毒，散火解毒尤佳。芩连栀子及升麻，桔梗石膏多把。甘草人参知母，连翘牛蒡红花。引寻竹叶要多加，此个方儿无价。

发散仍前不出，令人真个忧疑。麻黄酒蜜炒如煤，栀柏芩连一例。更着大黄酒炒，连翘蒡子相宜。石膏蝉蜕最为奇，不效命难再立。

如见出时紫黑，此般自古多凶。急求人屎路朝东，火煅成灰取用。研碎酒调吞下，须臾黑变为红。若还依旧黑朦胧，纵有神丹何用。

麻已现形发热，化斑汤用为先。石膏甘草及人参，桔梗连翘灵验。若是毒多热甚，芩连消毒真传。大肠秘结大黄添，务用微通数遍。

麻疹类多咽痛，火邪熏烁无他。连翘甘桔要多加，牛蒡射干同下。外用十宣妙散，吹喉休要吁嗟。假如药后有争差，消毒芩连妙也。

麻疹再兼泻痢，预先用药调医。泻时减桂五苓宜，加上甘草滑石。如是痢兼赤白，香连丸子相随。大端痢止便为奇，不效令人疑忌。

麻咳声声气促，只消降火清金。赤苓栀子并黄芩，桔梗石膏灵应。知母人参地骨，瓜蒌杏子玄参。麦冬牛蒡妙如神，竹叶将来作引。

麻后切防四证，因循多致误人。遍身久热欠清宁，咳嗽连声牵引。牙齿疳生走马，痢下赤白难禁。各求方法贵精纯，始是医中绝品。

为甚身中壮热，只因余毒连绵。金花丸子用芩连，龙胆栀仁堪羡。郁金雄黄解毒，灯心地骨汤煎。若还脾弱热长延，集圣胃苓任选。

咳嗽频频不止，或因不忌酸咸。又加火毒肺家延，尤恐胸高气喘。体实兼行葶苈，神虚清肺为先。如斯调理保安全，莫向风波弄险。

葶苈丸除肺热，杏仁防己为奇。牵牛葶苈枣相随，莱菔共研成剂。清肺神丹降气，盐汤煮焙陈皮。芩连甘草杏仁泥，苏子同丸甚美。

口齿生疮臭烂，此名走马凶疳。金花丸子好求安，外用除疳妙散。先取尿缸白垢，火烧白色如盐。更将五倍铜绿添，砒枣烧灰灵显。

赤痢下时鲜血，黄连柏叶槐花。枳壳荆芥穗同加，痢止血除方罢。白痢吴萸滑石，樗根枳壳升麻。
乌梅取肉作丸佳，赤白香连可下。

四疾更防死证，临门休要殊差。儿多体热瘦如
麻，咳嗽面青声哑。走马唇穿齿落，痢多噤口吁嗟。
此般即是死冤家，任是神仙也怕。

麻疹证治歌 凡二十五首，共三十二方

麻为胎毒发于心，胃腑相连热毒侵。

咳嗽鼻中清涕出，且观双目泪淋淋。

痘麻皆胎毒所为。毒者，火也。痘为少阳相火，
阳道常饶，故痘大而焮肿；麻乃少阴君火，阴道常
乏，故麻小而碎密。心火旺则肺受之，故治麻当以
肺为主。凡咳嗽者，火炎于肺也；鼻流清涕者，以
火烁金而液自流也；目中泪出，乃肺热移于肝也；
凡手搯眉目鼻面者，肺热证也。

凡遇冬温最不祥，民多疫疠发疮疡。

若逢斑疹相传候，可用汤丸预解良。

春温夏热，秋燥冬寒，此四时之主气也。冬应
寒而反温，阳先暴泄，火令早行，人感其气，至于

来春必生疮疹；未出痘麻者，必感而发。虽曰胎毒，未有不由天行疠气，故一时传染，大小相似。但见麻疹之出，宜服代天宣化丸方见前痘疹总略以预解之，可使毒彻，不为已甚也。

麻出须明岁气先，忽轻汗下致颠连。

察人虚实施方法，暗损天和寿不坚。

麻初发热，与伤寒相似，但麻疹则面颊赤，咳嗽喷嚏，鼻清涕流，目中泪出，呵欠喜睡，或吐泻，或手掐眉目鼻面，宜升麻葛根汤，方见前痘疹发热条。不可作伤寒，妄用汗下也。汗之则增其热，为衄血，为咳血，为口疮咽痛，为目赤痛，为烦躁，为大小便不通；下之则虚其里，为滑泄，为滞下。经曰：必先岁气，毋伐天和。此之谓也。

麻喜清凉痘喜温，须知麻痘不同门。

麻苗痘实无人解，寒热宜分未可浑。

麻喜清凉，痘喜温暖，此法人皆知之。然麻疹初发，亦宜和暖则易出，所以发苗之初，只要发出得尽，则毒便解也。若痘必苗而秀，秀而实，毒斯解也。然成实之时，若太温热，则反溃烂不收。是痘后亦宜清凉，故治痘麻无过热，无过寒，温凉得宜，阴阳自和，是为得之。

麻毒从来不可留，出完毒解便无忧。

腹中胀痛邪犹伏，喘促昏迷命必休。

麻疹只怕不能得出，若出尽，毒便解矣。凡麻疹发热之时，当审时令寒暄，以药发之。如时令大寒，以桂枝葛根汤发之；大热，以升麻葛根汤合人参白虎汤发之；不寒不热，以荆防败毒散发之；如兼疫疠时行，以人参败毒散发之，外以胡荽酒，用苎麻蘸酒遍身戛之，务令亟出。若发而不出，反加腹中胀痛，气上喘促，昏闷谵妄者，死证也。

过期不出势淹延，毒伏身中未得宣。

急用透肌休息玩，岂堪脏腑受熬煎。

发热六七日以后，明是麻证，却不见出。此皮肤坚厚，腠理闭塞，又或为风寒袭之，曾有吐泻，乃伏也，急用发表之剂，麻黄汤去杏仁，加蝉蜕、升麻，外以胡荽酒散麻刮之。如一向未更衣者，毒甚于里，伏而不出，凉膈散加牛蒡子发而解之。再不出者，死证也。更衣，谓大便也。

肺为华盖脏称娇，毒火炎蒸津液消。

喘嗽连声痰唾少，急须清润救枯焦。

麻疹初发热时，未见出现。咳嗽百十声不已，上气喘急，面浮目胞肿，时卧时起，此火毒内蒸，肺叶焦举，宜甘桔汤加石膏、知母、牛蒡子主之。

火热熏蒸汗不停，毒邪并迫血违经。

汗多卫表邪从解，血去荣中毒少宁。

麻疹发热自汗，或鼻血出，不须止之，亦发散之义。故汗者毒从汗散，衄者毒从衄解。但不可太过，如汗太多，人参白虎汤合黄连解毒汤清之；衄太甚，玄参地黄汤凉之。

发热乍然生吐泻，由他频出不须怕。

肠胃停污自此清，胞胎之毒全消化。

麻疹发热吐泻，纯是热证，不可作寒论，乃火邪内迫。毒在上焦则吐，毒在下焦则泻，毒在中焦则吐泻并作。单泻，黄芩汤；吐而兼泻，黄芩加半夏汤；自利，里急后重，黄连解毒汤合天水散。

毒火熏蒸气上腾，咽喉自此痛烦增。

从来麻痘多斯证，解毒清咽效自能。

麻痘咽痛，本为常候，乃火毒熏蒸而痛也，勿与喉痹同论，妄用针刺。盖喉痹之证，内作痛肿，故宜以针决去恶血；麻痘只是咽干作痛，宜甘桔汤，或鼠粘子汤，细细咽之，自愈。

麻毒如焚饮水饶，炎邪未许一杯浇。

咽喉急燥心家热，津液频枯胃脘焦。

麻疹渴喜饮水，纯是火邪，肺焦胃干，心火内亢故也。初发热作渴，升麻葛根汤 _{方见前}。加天花粉、麦门冬；渴甚，人参白虎汤合黄连解毒汤 _{方见前}。

一齐涌出莫惊惶，顷刻浑身朱锦妆。

似痘出时还又没，如斑红处却成疮。

痘疹贵三四次出，谓出匀；麻疹贵一齐涌出，谓出尽。麻疹只要得出便轻减，以火照之，遍身如涂朱之状，此将出之兆。出形细密，与痘疹密者相似。但麻疹粒粒成疮，非若斑之皮红成片，如蚁咬之迹也。

痘疮赤艳痒来攻，麻见红鲜毒得松，

白色血虚犹可疗，黑斑恶证莫相逢。

痘麻之色，不可同论。大抵痘怕太红，皮嫩易破，必生瘙痒；麻喜通红，麻发于心，红者，火之正色。若麻色淡白，心血不足，宜养血化斑汤主之。色太红艳，或微紫，或出太甚，并宜大青汤。黑者，死证也。

麻之出没合阴阳，出以温和没以凉。

连出不收阳气盛，迟迟间出是阳强。

麻疹出没，当以六时为准。假如子后出，午时即收，午后出，子时即收，乃阳生阴成，阴生阳成，造化自然之数。凡此旋出旋收者轻。若一出连绵三四日不收，乃阳毒太甚，大青汤_{方见前}解之。逡巡不出，乃风寒外束，皮肤闭密，宜荆防败毒散_{方见前}。

麻出浑身似火烧，毒邪壅甚急难消。

解肌只许皮肤暖，救里还期便溺调。

麻疹欲出，则遍身发热，或烦躁，或头眩，或身拘急；及既出，则身即清凉，诸病悉解，此一层麻疹随收矣。如麻既出，热甚不减，此毒壅遏，宜大青汤_{方见前}。以解其表；小便涩，大连翘汤以解其里；大便秘，凉膈散方见前加牛蒡子。

麻疮出尽得安和，毒未清时奈若何。

怫怫热烦邪尚炽，频频呕泻毒犹多。

凡麻疹只要出得尽，则毒邪解散，正气和平，如怫怫发热，烦闷不宁，如蛇在灰，如蚓在尘之状，或呕吐，或泄泻，此毒邪壅遏，尚未出尽。烦热，黄连解毒汤；呕泻，黄连橘皮汤，二者并外用胡荽酒，以苎麻蘸酒戛之方法见前。待麻出尽，则烦热自除，呕泻自止矣。

麻毒流殃为伏邪，几经恶候致嗟呀。

虽然疫疠由天降，也是因循人事差。

麻疹欲出未出之时，即当早为发散，以解其毒，庶无余灾。若不预解使之尽出，以致毒蓄于中，麻后必为壮热，日久枯瘁，或成搐搦，或为痢疾，或咳血喘促，或作疳蜃而死。此虽一时疫疠之染，未有不由人事之未尽。

麻后留连热不除，蒸蒸烙手发毛疏。

肉消骨立成疳瘦，幸有良工药可茹。

麻疹收后，身有微热，此虚热也，不须施治，待气血和畅，自然清凉。若热太甚，或日久不减，以柴胡麦冬散清之；如发枯毛竖，肉消骨立，渐渐赢瘦，柴胡四物汤主之。

发热无休神渐昏，忽然瘛疭乍惊魂。

莫将痉病同调治，退热凉心命可存。

痘后热不除，忽作搐搦，不可称为惊风，而用风药。宜导赤散加人参、麦冬，煎汤送安神丸，方见妇女痘疹条。小便清者，可治；短少者，不可治。

麻毒流殃走马疳，牙龈黑烂药空含。

穿喉漏颊声音哑，早赋归欤疾似疹。

凡麻后牙龈黑烂，肉腐血出，息臭冲人，曰走马疳，马鸣散主之。若面颊浮肿，环口青黑，颊漏齿脱，唇崩鼻坏者，死证也，宜从卷四齿牙证治参考。

麻后泄泻名痳痢，昼夜无停真可异。

勿轻劫涩图霸功，噤口毒深凶莫避。

麻后泄痢，日久不已，曰休息痢，不可妄用涩剂，以图霸功，宜黄芩汤合六一散，煎送香连丸。若呕吐不能食，谓之噤口。更加肠滑不止，或下鲜血，或如烟尘水者，死证也。

炎炎胃火金遭迫，咳嗽百声痰阻隔。

胸高肩息目虚浮，摆手摇头泉下客。

麻疹收后微咳，此肺气未平，不须调治。若咳转甚，喘气上逆，发则连绵不已，此肺中伏火，宜人参清膈散主之；身热，门冬清肺汤主之。若咳久不止，面浮目胞肿，胸高而喘，息则耸肩，血自口鼻出，面色或青或赤，鼻燥昏闷，摇头摆手者，死证也。

麻收禁忌切须防，盐醋鸡鱼慎勿尝。

欲莫从心终是福，物多爽口定为殃。

麻后通禁鸡鱼炙煿盐醋之类，须过七七之后方可食之，惟宜食淡，不可纵口，以遗后患也。

麻收无恙将平复，饮食如常未纵欲。

心胸绞痛勿倾亡，疫疠侵凌名中毒。

曾见痘麻收后，动止出入，饮食如常，勿然心胸绞痛而死者，还是元气怯弱，疫疠之毒乘之，正不能胜，邪伏于中，外若无病，内已亏损，故一中而死，谓之中恶。

婴稚初离胎谷中，遍身斑驳似朱红。

胎中热毒于今现，莫作时行麻疹攻。

凡小儿初生未满月者，遍身红点，俗呼奶麻子是也。此胎中受热，故生下即发，现于皮肤，不可作时行麻毒论治，妄用汤剂。盖脏腑娇嫩，不能胜汤丸也。宜溯源解毒汤与乳母食之。

[入方]

代天宣化丸　方见五卷痘疹总略歌。

升麻葛根汤　方见五卷发热证治歌。

桂枝葛根汤　治严寒时令，麻毒难出，以此发之。

柳杨桂　粉干葛　赤芍药　绿升麻　北防风　炙甘草

生姜三片、淡豆豉一钱为引，水煎服。

升麻葛根合人参白虎汤　治炎天暑月，毒为热隔，以此凉解之。

绿升麻　粉干葛　白芍药　炙甘草　净知母　熟石膏　上拣参

糯米一撮为引，水煎服。

荆防败毒散 治天时不寒不热，以此平解之。

上拣参　北柴胡　正川芎　芽桔梗　荆芥穗
白云苓　陈枳壳　信前胡　川羌活　川独活　北防风
炙甘草

薄荷五片为引，水煎，热服。

人参败毒散 时逢疫疠流行，适值麻疹，以此
凉解之。

官拣参　川羌活　川独活　信前胡　北柴胡
川芎劳　白云苓　陈枳壳　芽桔梗　炙甘草

生姜三片为引，水煎服。

胡荽俗名芫荽**酒** 治麻疹不出，以此发之。

胡荽四两切碎，先以好酒二杯，壶内煎滚，方
入胡荽在内，盖定勿煎，勿令泄气，以苎麻蘸酒，
遍身戛之，使麻易出，真神法也。

麻黄汤 治麻疹六七日，应出不出，或风寒
闭塞。

净麻黄　熟石膏　净蝉蜕　绿升麻　炙甘草

葱白三寸为引，水煎服。

凉膈散 治麻毒深重，里气不通，而应出不出。

锦庄黄　白芒硝　净连翘　黑栀仁　南薄荷
淡竹叶　甘草梢

水煎，去渣，加生蜜三匙和服。

甘桔汤　治麻疹胃火炎肺金，咳嗽面浮，应出
不出。

生甘草　芽桔梗　熟石膏　净知母　牛蒡子

生薄荷叶五片为引，水煎服。

人参白虎合黄连解毒汤　治麻疹自汗太过，恐
防卫弱，以此止之。

官拣参　净知母　熟石膏　生甘草　真雅连
川黄柏　片黄芩　黑栀仁

糯米一撮为引，水煎，热服。

玄参地黄汤　治麻疹衄血太过，恐防伤阴。

润玄参　怀生地　粉丹皮　黑栀仁　绿升麻
杭白芍　生蒲黄　生甘草

茅根即丝茅根也　七茎为引，水煎，热服。

黄芩汤　治麻疹发热自利。

枯黄芩　白芍药　炙甘草

大红枣一枚为引，水煎，热服。

黄芩加半夏汤 治麻疹发热吐泻。

即前黄芩汤加半夏、生姜。

黄连解毒合天水散 治麻疹自利，里急后重，欲作痢也。

真雅连　川黄柏　枯黄芩　黑栀仁　飞滑石　炙甘草

净水浓煎，空心滚热服。

甘桔汤 治麻疹咽喉疼痛，饮食艰难。

生甘草君　芽桔梗臣　牛蒡子使

灯心十茎为引，水煎服。

鼠粘子汤 治证同前。稍重者用此。

鼠粘子炒　绿升麻　鲜射干　生甘草

灯心为引，水煎，热服。

养血化斑汤 治麻疹色淡白，心血不足。

官拣参　当归身　怀生地　鲜红花　净蝉蜕

生姜、大枣为引，水煎服。

大青汤 治麻疹色太红，或微紫，或出太甚。

鲜大青　润玄参　怀生地　熟石膏　净知母　川木通　地骨皮　荆芥穗　生甘草

淡竹叶十二片为引，水煎，热服。

大连翘汤 治麻疹既出，热盛不减，小便短涩。

净连翘　北防风　瞿麦穗　荆芥尾　淮木通
车前子　当归尾　北柴胡　净蝉蜕　赤芍药　枯黄芩
白滑石　黑栀仁　紫草茸

灯心十茎为引，水煎，热服。

黄连解毒汤 治麻疹出后，仍发热烦躁，麻出
未尽也。

川雅连　川黄柏　黑栀仁　枯黄芩

净水煎，滚热服。

柴胡橘皮汤 治麻疹热邪未尽，麻未出完而兼
吐泻。

官拣参　软柴胡　广陈皮　枯黄芩　法半夏
白云苓

竹茹一团、生姜一片为引，水煎，热服。

柴胡麦冬散 治麻疹收后，大热不退，毒未出
尽也。

官拣参　软柴胡　北沙参　大拣冬　润玄参
草龙胆　炙甘草

灯心一团为引，水煎，热服。

柴胡四物汤　治麻疹收后，发热不退，毛焦肉削。

官拣参　北柴胡　枯黄芩　当归身　正川芎怀生地　杭白芍　地骨皮　杭拣冬　净知母　淡竹叶

桑叶三片为引，水煎服。

导赤散　治麻后热不除而作搐。

怀生地　淮木通　麦门冬　生甘草

淡竹叶七片为引，水煎，送安神丸。

安神丸　方见六卷妇女痘疹证治歌。

马鸣散　治麻后牙龈溃烂，臭气冲人。

马鸣蜕即蚕蜕也，火烧过，存性，二钱五分　人中白即尿桶垢，刮取，火煅如盐，五钱　五倍子二钱　白明矾二钱，将矾打成块，装入五倍子内，火煅，以矾枯为度

共为极细末，以米泔水洗口，然后敷此。

黄芩汤合天水散　治麻后患痢，日久不已，仍宜清解。

枯黄芩　杭白芍　白滑石　粉甘草

大枣二枚为引，水煎熟，去滓，送后香连丸。

香连丸 治证同前。

真雅连一两，以茱萸五钱同炒，去吴茱萸不用 南木香五钱，剉细末 广陈皮五钱 建莲子去心、皮，二钱五分

共为细末，醋打神曲糊丸，如绿豆大，每服一钱。

人参清膈散 治麻后咳嗽日久，连绵不已。

官拣参 北柴胡 当归身 杭白芍 净知母 鲜桑叶 漂白术 白云苓 炙黄芪 地骨皮 枯黄芩 白滑石 熟石膏 生甘草

生姜一片为引，水煎服。

门冬清肺汤 治麻后咳喘不已，身热而烦。

天门冬 麦门冬 净知母 鲜桑叶 怀生地 枯黄芩 地骨皮 信前胡 北沙参 炙甘草

灯心为引，水煎服。

溯源解毒汤 治乳子出胎后，遍身奶麻。

大当归 怀生地 正川芎 杭白芍 北沙参 正川连 广陈皮 上拣参 淮木通 净连翘 生甘草

水煎，乳母服之，不可令儿服。

方剂索引

一画

一圣散············ 437

二画

二豆散············66

二陈一连汤··········· 466

二陈汤··········· 281

二陈理中汤··········· 466

丁香脾积丸··········· 509

十六味流气饮········· 504

十全大补汤·····38，340，
359，368，455，
505，520，522

十全化毒汤··········· 478

十味安神丸··········· 329

十宣内托散··········· 454

七味白术散··· 230，242，
287，359，420，465

人参五味子汤···209，220

人参白虎合黄连解毒汤
··········· 540

人参白虎汤··· 194，259，
287，413

人参冬花膏··········· 209

人参麦冬散··········· 420

人参败毒散··· 148，191，
206，539

人参清膈散··········· 544

人参散··········· 335

八正散… 331，337，411

八味地黄丸… 104，307，340

八味地黄汤…… 40，199

八珍汤…………………38

三画

三仙丹………… 170

三豆汤………… 410

三黄解毒汤……420，460

三棱丸………… 310

三解散………… 374

大连翘汤………… 542

大连翘饮………… 104

大补汤… 379，490，506

大补快斑汤…455，459

大青龙汤………… 180

大青汤………… 541

大肥儿丸………… 230

大承气汤………… 184

大柴胡汤………174，182

大黄化毒汤………… 481

万金膏………… 351

小麦汤………… 374

小青龙汤………… 181

小建中汤………… 185

小承气汤………… 184

小柴胡加生地黄汤… 520

小柴胡汤…… 182，280，340

小柴胡汤加大黄… 174

千缗汤………… 219

川芎膏………… 351

门冬清肺汤………… 544

马鸣散………… 543

四画

天水散………… 488

天麻丸…………………… 101

无价散…………………… 458

木香内消丸……………… 324

木香快斑散……………… 457

木香槟榔丸… 250，253，
311，337

五皮汤… 198，281，297

五君煎………………… 306

五苓散…201，237，242，
259，297，335，355

五虎汤………………… 218

五积散………………… 194

太极丸…………163，171

内托护心散…………… 453

牛黄夺命散…………… 220

牛蒡根汤……………… 189

升阳除湿汤…………… 242

升麻汤………………… 272

升麻葛根合人参白虎汤
………………… 538

升麻葛根汤… 182，425，
538

升麻解毒汤…………… 491

化毒汤…………363，420

化斑汤………………… 376

化痰丸………………… 221

仓廪汤………………… 269

乌梅丸…………311，318

六一散…………237，273

六君子汤……… 159，199，
201，242，250，253，
259，280，307，318，
340，368，370，463

六味地黄丸… 101，230，
335，340，344，361，
368，370

六味地黄汤……209，259

六味回阳饮·············41

六神丸············ 250

五画

正气快斑汤·········· 461

正气散·········· 412

甘草泻心汤·········· 187

甘桔化毒汤·········· 480

甘桔汤···363，508，540，

541

甘露解毒汤·········· 489

龙骨散········ 66，347

龙胆汤······65，230，326

平疟养脾丸·········· 281

平胃快斑汤·········· 462

平胃散·····280，297

灭痕散·········· 493

四圣化毒汤·········· 480

四圣快斑散·········· 456

四圣珍珠散·········· 456

四圣解毒汤·········· 464

四君子汤······ 196，259，

290，306，321，

368，413

四君子快斑汤········ 454

四苓新加汤·········· 463

四物化毒汤·········· 477

四物合匀气散·········· 522

四物合导赤散·········· 521

四物合黄连解毒汤··· 520

四物汤·········290，413

四物汤合小柴胡汤··· 282

四物快斑汤·········· 454

四顺清凉散·····260，310

四逆散·········· 187

四神酒·········· 283

四兽饮·········· 281

生化汤······ 40，523

生地黄汤…………… 343

生肌散…………… 504

生脉散…………… 195

生津四物汤………… 286

生津地黄汤………… 465

生津凉血葛根汤…… 490

生筋散…………… 340

代天宣化丸………… 410

代天宣化丸………… 538

白龙散…………… 488

白虎汤…………183，195

白虎快斑汤………… 462

白通汤…………… 186

外浴忍冬汤………… 458

玄参升麻汤………… 188

玄参地黄汤……520，540

玄参解毒汤……423，506

宁肺汤…………… 512

宁神化毒汤………… 481

宁神汤…………… 421

必胜膏…………… 504

加味二陈汤………… 324

加味五皮汤………… 512

加味五苓散………… 195

加味甘桔汤………… 411

加味四君子汤……271，
282，290，297

加味四物汤………… 271

加味地黄汤………… 287

加味芎归汤………38，40

加味当归散……324，329

加味导赤散………… 334

加味羌活散………… 376

加味胃苓丸………… 297

加味葛根汤………… 419

加味鼠粘子汤……… 466

加减地黄汤………… 352

加减守病丸………… 325

加减导赤散…………… 513

加减固阳散火汤…… 437

加减肥儿丸………… 231

加减参苏饮………… 434

加减调中汤………… 434

六画

托里十补汤………… 424

托里回生散………… 491

托里快斑汤………… 464

芍药甘草汤………… 310

百祥丸……………… 457

夺命丹……………… 522

贞元饮……………… 220

当归木香汤………… 325

当归六黄汤………… 513

当归四逆汤………… 138

当归补血汤…………39

当归养心汤………… 522

当归活血饮………… 491

当归桂枝汤………… 511

当归益荣丸………… 515

当归散……………… 309

当归解毒汤………… 489

团参汤……………… 320

团参散…………161, 260

回阳化毒汤………… 478

朱矾散……………… 515

安胎饮……………… 523

安神丸…481, 511, 521,
543

导赤散…149, 259, 328,
329, 343, 348, 355,
421, 543

导赤解毒汤……465, 511

导神化毒汤………… 479

异功快斑汤………… 459

异功散… 250, 302, 356

阳毒升麻汤…………… 188

阴阳散………………… 515

防风升麻汤…………… 371

防风败毒散…………… 506

如圣散………………… 362

红丸子………………… 281

七画

麦冬导赤散…………… 421

却暑丹………………… 140

苏陈九宝汤…………… 220

杏仁煎………………… 367

豆蔻丸…422，459，480，

488

丽泽通气散…………… 351

辰砂导赤散…………… 423

辰砂散………………… 409

辰砂僵蚕散……………64

连翘丸………………… 379

连翘升麻葛根汤…… 411

连翘解毒汤…………… 505

助胃膏…………………99

助脾化毒汤…………… 482

助脾快斑汤…………… 461

吹鼻散………………… 352

牡蛎泽泻汤…………… 189

返魂汤………………… 154

辛夷散………………… 352

沆瀣丹………………… 198

沉香安神丸…………… 153

补元快斑汤…………… 460

补中益气汤……39，242，

280，291，370，423，

509，510

补肾地黄丸… 219，272，

340

补脾快斑汤…………… 461

陈皮竹茹汤…………… 508

附子化毒汤·········· 480

附子理中汤·········· 459

坠痰丸··············· 221

八画

抱龙丸··············· 422

苦参散··············· 464

松蕊丹··············· 367

枣变百祥丸·········· 457

固阳散火汤·········· 436

败草散··············· 488

知母解毒汤·········· 508

和中丸··············· 271

和中汤··············· 507

河车八味丸·········· 169

河间芍药汤·········· 270

泻白散··············· 343

泻青丸···170, 260, 327,
340

泻青导赤散·········· 421

泻黄散··· 343, 356, 359

治痢保和丸·········· 271

治撮口方··············65

建中托里汤·········· 420

建中汤··············· 513

承气化毒汤·········· 478

承气汤··············· 337

参归化毒汤···481, 490

参芪和气饮·········· 436

参苏饮········ 207, 297,
340, 523

参苓白术散··· 229, 243,
272, 281, 340,
412, 515

参香散··············· 237

细辛散··············· 351

九画

指迷七气汤…………………99

荆防败毒散………302，539

荆防解毒汤………… 438

茵陈五苓散……199，305

茵陈地黄汤………… 103

茵陈汤………… 321

茵陈饮………… 198

茱萸内消丸………… 325

胡荽酒…………458，539

胡麻丸…………378，385

枳实导滞汤………… 425

枳桔二陈汤………… 237

厚朴汤………… 512

厚朴温中汤………… 302

胃风汤………… 270

胃苓丸…250，270，272，
　　　　297，335

胃苓汤… 198，281，413

胃苓汤加茵陈…… 305

胃苓和中汤………… 463

贴药………… 344

香连丸………… 544

香连化毒汤………… 479

保元化毒汤………… 477

保生汤…………………65

保和丸… 250，272，
　　　　337，510

保命散………… 355

保童丸………… 309

独参汤………… 161

养卫化毒汤………… 478

养心化毒汤………… 480

养血化斑汤………… 541

养胃化毒汤………… 479

养胃汤………… 280

洁古枳实丸………… 249

洗心散·············· 514

宣风快斑散·········· 457

宣风散·············· 362

祛风匀气饮·········· 436

除湿汤·············· 488

十画

蚕茧汤·············· 287

蚕蜕散·············· 515

莱菔子丸············ 513

莲花饮·············· 286

真武汤·············· 186

真金散·············· 343

桂枝白术汤·········· 279

桂枝汤··········180，321

桂枝防风汤·········· 173

桂枝葛根汤······412，538

桂枝解肌汤·········· 509

桂枝解毒汤·········· 489

桔梗汤·············· 210

桃仁汤·············· 188

桃仁承气汤······184，522

柴苓汤··········198，323

柴胡四物汤······521，543

柴胡白虎汤······174，280

柴胡麦冬散·········· 542

柴胡橘皮汤·········· 542

柴葛桂枝汤······259，424

秘旨安神丸·········· 160

凉血地黄汤·········· 514

凉血快斑汤·········· 460

凉血解毒汤·········· 436

凉肝明目散·········· 507

凉膈散··· 359，362，539

益元散·············· 480

益黄散·············· 321

益智散·············· 334

烧脾散·············· 309

消风丸…………167，170

消毒化斑汤………… 463

消毒饮…………… 348

消毒快斑汤………… 433

消积丸…… 237，250，

252，253

消斑青黛饮………… 376

消斑承气汤………… 434

消癖丸…………… 314

海上方…………… 364

海金沙散………… 335

海藏防风当归汤…… 136

海藏附子散………… 138

海藏桂枝加川芎防风汤

………………… 135

海藏桂枝葛根汤…… 135

海藏柴胡加防风汤… 136

润肠丸…………337，513

宽中快斑汤………… 462

调元生脉散… 194，259，

510

调元托里汤………… 465

调元汤…………… 424

调元固本汤………… 493

调元清神汤………… 493

调元散…………… 104

调中汤…………… 422

调中快斑汤………… 460

调中散…………… 103

调胃承气汤……183，507

通心丸…………… 166

通关散…………… 352

通幽汤…………… 411

通窍丸…………… 348

十一画

理中丸…………… 170

理中化毒汤………… 479

理中汤…159，174，185，
　　　195，199，201，236，
　　　242，259，321，
　　　355，422
理中汤加芍药…………196
理中快斑汤…………462
理阴煎……………221
控涎丹……………466
黄龙汤……………190
黄芩加半夏汤………541
黄芩汤…………508，540
黄芩汤合天水散……543
黄芩调元汤…………508
黄芪芍药汤…………453
黄芪固真汤…………321
黄芪建中汤…………185
黄连止蛔汤…………514
黄连阿胶丸…………270
黄连犀角汤…………189

黄连解毒合天水散…541
黄连解毒合甘桔汤…423
黄连解毒汤…291，456，
　　　507，542
黄柏散……………347
黄柏膏……………437
梅疮点药…………385
蛇蜕散……………347
脱花煎……………38
脱肛洗药…………272
麻黄汤………180，539
麻黄附子细辛汤……186
麻黄桂枝汤…………282
麻黄解毒汤…………424
羚羊角散…………137
断痫丸……………166
清风去火化毒汤…438
清心莲子饮………335
清宁散……………208

清邪止疟方…………… 283

清阳散火汤………… 344

清金丹………………… 222

清金泻火汤………… 438

清肺饮………………… 208

清胃汤………………… 290

清胃散………………… 230

清神化毒汤………… 479

清神散火汤………… 511

清暑益气汤………… 194

清脾饮………………… 142

清魂散…………………… 40

清燥救肺汤………… 210

密蒙花散…………… 507

绵茧散………………… 490

葶苈丸…………208，219

雄黄锐散…………… 189

雄黄解毒丸… 147，149，
154，509

紫金锭……………… 375

紫霞膏……………… 381

黑神散……………………39

集圣丸…………224，359

集成三仙丹… 143，269，
302

集成三合保胎丸………34

集成止泻散………… 244

集成白玉丹………… 382

集成至圣丹………… 274

集成沉滋丹… 100，143，
147，170，209，259，
269，302，305，
355，358

十二画

搽药方……………… 377

葛根汤……………… 181

集成金粟丹… 145，170，209

集成肥儿丸……306，318

集成定痫丸………… 168

温中化毒汤………… 482

温中托里汤………… 488

温胃饮………… 306

温脾丹………… 355

滋阴降火汤………… 291

惺惺散……… 153，175，181，259

疏风活血散………… 375

疏表法………… 260

疏毒快斑汤………… 435

鼠粘子汤………437，541

解肌化斑汤………… 435

解毒化斑汤………… 456

解毒托里散………… 454

解毒汤………… 378

解毒泻火汤………… 455

解毒葛根汤………… 419

痰喘方………… 219

溯源解毒汤………… 544

十三画

摄生饮………… 152

塌气丸………… 302

鼠骨散………… 362

十四画

碧雪散………355，358

蔓荆子散………… 347

槟榔丸………… 317

蝉花散………… 437

十五画以上

赭石挨癖丸………… 315

增损八物汤………… 434

敷毒散……………… 348

熟料五积散…………43

橘皮汤………209，412

薷苓汤……………… 196

藿连汤……………… 237

藿香正气散… 151，201，
236

霹雳散……………… 154

《随身听中医传世经典系列》书目

一、医经类

黄帝内经·素问

黄帝内经·灵枢

内经知要

难经集注

二、伤寒金匮类

伤寒论

金匮要略

伤寒来苏集

伤寒贯珠集

注解伤寒论

三、诊法类

四诊抉微

濒湖脉学　奇经八脉考

脉诀汇辨

脉诀指掌病式图说

脉经

脉经直指

脉贯

脉理存真

赖氏脉案

辨症玉函　脉诀阐微

敖氏伤寒金镜录　伤寒舌鉴

诸病源候论

望诊遵经

四、本草方论类

本草备要

神农本草经百种录

神农本草经读

太平惠民和剂局方

汤头歌诀

医方集解

校正素问精要宣明论方

五、外科类

外科正宗

疡科心得集

洞天奥旨

六、妇科类

女科百问

女科要旨

傅青主女科

七、儿科类

小儿药证直诀

幼幼集成

幼科推拿秘书

八、疫病类

时病论

温疫论

温热经纬

温病条辨

九、针灸推拿类

十四经发挥

针灸大成

十、摄生调养类

饮膳正要

养生四要

随息居饮食谱

十一、杂著类

内外伤辨惑论

古今医案按

石室秘录

四圣心源　　　　　医学源流论

外经微言　　　　　医宗必读

兰室秘藏　　　　　串雅内外编

血证论　　　　　　证治汇补

医门法律　　　　　扁鹊心书

医林改错　　　　　笔花医镜

医法圆通　　　　　傅青主男科

医学三字经　　　　脾胃论

医学心悟　　　　　儒门事亲

医学启源

获取图书音频的步骤说明：

1. 使用微信"扫一扫"功能扫描书中二维码。

2. 注册用户，登录后输入激活码激活，即可免费听取
   音频（激活码仅可供一个账号激活，有效期为自激
   活之日起 5 年）。

上架建议：中医·古籍

ISBN 978-7-5214-3019-6

9 787521 430196 >

定价：46.00 元

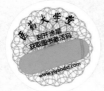